# 아가야, 아빠가 들려주는 태교 동화
# 아빠야

제일병원 산부인과 김문영 교수가 추천하는 아름다운 교감

**감수** 김문영
**글** 유지은
**그림** 김영신

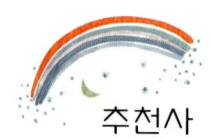
## 추천사

### 엄마 아빠의 태교는 일상생활입니다

우리 조상은 아기가 태어나면 한 살이라고 했습니다. 이는 엄마 자궁 안에 있는 10개월을 아기 생애의 첫 일 년으로 인정하고, 그 시간을 아주 중요하게 여긴 것이지요.

'태교'라고 하면 따로 시간을 내서 해야 하고, 많은 돈을 투자해야 한다고 생각할 수 있습니다. 그러나 배 속 아기에게는 엄마 아빠의 생활이 태교입니다. 엄마 아빠의 생각과 행동 하나하나가 아기에게 그대로 전해지기 때문입니다. 그래서 태교는 일상생활인 것이지요.

《아가야, 아빠야》는 아기를 위한 엄마 아빠의 마음이 담긴 책입니다. 사랑, 배려, 감사, 우정을 길러 주는 따뜻한 동화로 아기의 감성을 자극하고, 임신과 태교에 관한 각종 정보를 이해하기 쉽게 설명하고 있습니다.

또한 음식 태교 및 태교 여행 등의 정보를 통해 일상에서 자연스럽게 태교를 실천할 수 있도록 도와주며, 아빠 태교를 통해 예비 아빠를 자연스럽게 태교의 현장으로 끌여들여 태교는 더 이상 예비 엄마만의 퍼포먼스가 아님을 이야기합니다.

태교는 엄마 아빠가 함께할 때 더욱 빛을 발휘해 배 속 아기에게 온전히 그 사랑이 전해집니다. 엄마 아빠가 함께 태교 동화를 읽어 주세요. 아기의 감성을 자극해 마음이 따뜻한 아이로 자랄 수 있을 것입니다.

《아가야, 아빠야》를 통해 몸과 마음이 건강한 아기를 출산하기를 기대합니다.

제일병원 산부인과 교수
김문영

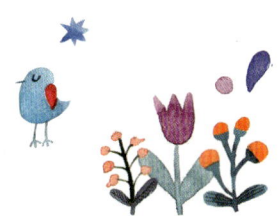

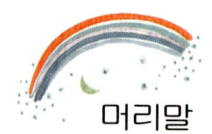
## 머리말

**태교는 아기와 함께 떠나는 아름다운 여행입니다.**
아주 오래전부터 우리 민족은 태교를 매우 중요하게 생각했습니다. 한국민족문화 대백과사전에는 태교를 '임신부가 태아에게 좋은 영향을 주기 위하여 말과 행동, 마음가짐 등을 조심하는 일'이라고 정의하고 있습니다. 선조들은 태아를 고귀한 한 생명으로 여겼던 것이지요. 그리고 여기에는 임신부가 건강한 아기를 낳기 위해서는 주위 사람들의 정성과 배려가 필요하다는 뜻도 포함되어 있습니다. 임신부 혼자서 이 모든 것을 행한다는 것은 매우 힘든 일이니까요.

결국 태교는 임신부와 주위 사람들이 함께하는 것이라고 할 수 있습니다. 특히 임신부와 가장 가까이 있는 남편의 도움과 배려가 가장 필요합니다.

남편이 하는 태교에서 가장 중요한 일은 '아내의 마음을 편안하게 해 주는 것'입니다. 남편이 태어날 아이에게 관심과 사랑을 갖는 것은 당연한 것이지만 그것을 직접 표현할 때 아내는 기쁨과 행복을 느낄 수 있습니다. 아기 또한 엄마의 마음을 느끼기 때문에 남편의 태교는 아내와 아기를 위한 것입니다.

아빠 태교는 어떤 형식이나 제한이 없습니다. 소소한 일상에서 오는 기쁨과 즐거움을 온 가족이 함께 나눈다고 생각하면 됩니다. 아기도 함께 느낄 수 있게 이야기하고 접촉하며 표현하는 것이지요.

한 생명이 온다는 것은 기쁘고 신비로운 일입니다. 아내를 배려하고 보살펴 주면서 아기와도 많은 교감을 할 수 있는 '특별하고도 아름다운 태교 여행'이 되기를 바랍니다.

아빠 태교에 대한 다양한 정보와 이야기가 가득한 이 책이 그 특별한 여행에 좋은 친구가 되어 줄 것입니다.

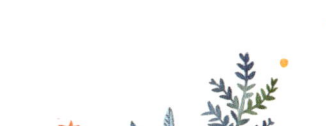

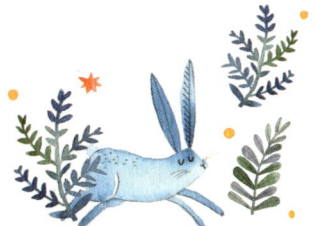

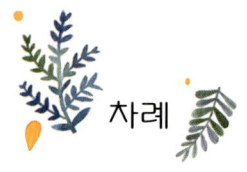

# 차례

## ①~⑫주 아기와 인사를 해요

- **동화**
  - ♥사랑 동화 _ 별 · 15
  - ♥배려 동화 _ 완두콩 오 형제 · 23
  - ♥감사 동화 _ 서울쥐와 시골쥐 · 31
  - 우정 동화 _ 세 친구 · 39
- **쉼표**
  - 좋은 글 _ 감사해요 · 46
  - 좋은 시 _ 아기의 기쁨 · 48
- **정보**
  - 아빠 태교 · 50
  - 음식 태교 · 56
  - 태교 여행 · 58
  - Q & A · 60

## ⑬~㉔주 아기가 무럭무럭 자라요

- **동화**
  - ♥사랑 동화 _ 미녀와 야수 · 65
  - ♥배려 동화 _ 거인의 정원 · 73
  - 감사 동화 _ 크리스마스 캐럴 · 81
  - ♥우정 동화 _ 눈의 여왕 · 89
- **쉼표**
  - 좋은 글 _ 사랑에 빠지다 · 96
  - 좋은 시 _ 부모 · 98
- **정보**
  - 아빠 태교 · 100
  - 음식 태교 · 106
  - 태교 여행 · 108
  - Q & A · 110

## ㉕~㊱주 아기가 세상에 귀를 기울여요

**동화**
- ♥사랑 동화 _ 아낌없이 주는 나무 · 115
- 배려 동화 _ 레미제라블 · 123
- 감사 동화 _ 황금 알을 낳는 거위 · 131
- ♥우정 동화 _ 플랜더스의 개 · 139

**쉼표**
- 좋은 글 _ 우정의 꽃 · 146
- 좋은 시 _ 돌담에 속삭이는 햇발 · 148

**정보**
- 아빠 태교 · 150
- 음식 태교 · 156
- 태교 여행 · 158
- Q & A · 160


## ㊲~㊵주 아기가 엄마 아빠와 만날 준비를 해요

**동화**
- 사랑 동화 _ 키다리 아저씨 · 165
- ♥배려 동화 _ 장님의 등불 · 173
- 감사 동화 _ 머리와 꼬리 · 181
- ♥우정 동화 _ 나의 라임오렌지 나무 · 189

**쉼표**
- 좋은 글 _ 간디의 배려심 · 196
- 좋은 시 _ 향수 · 198

**정보**
- 아빠 태교 · 200
- 음식 태교 · 206
- 태교 여행 · 208
- Q & A · 210

♥구연동화로 되어 있는 동화입니다.

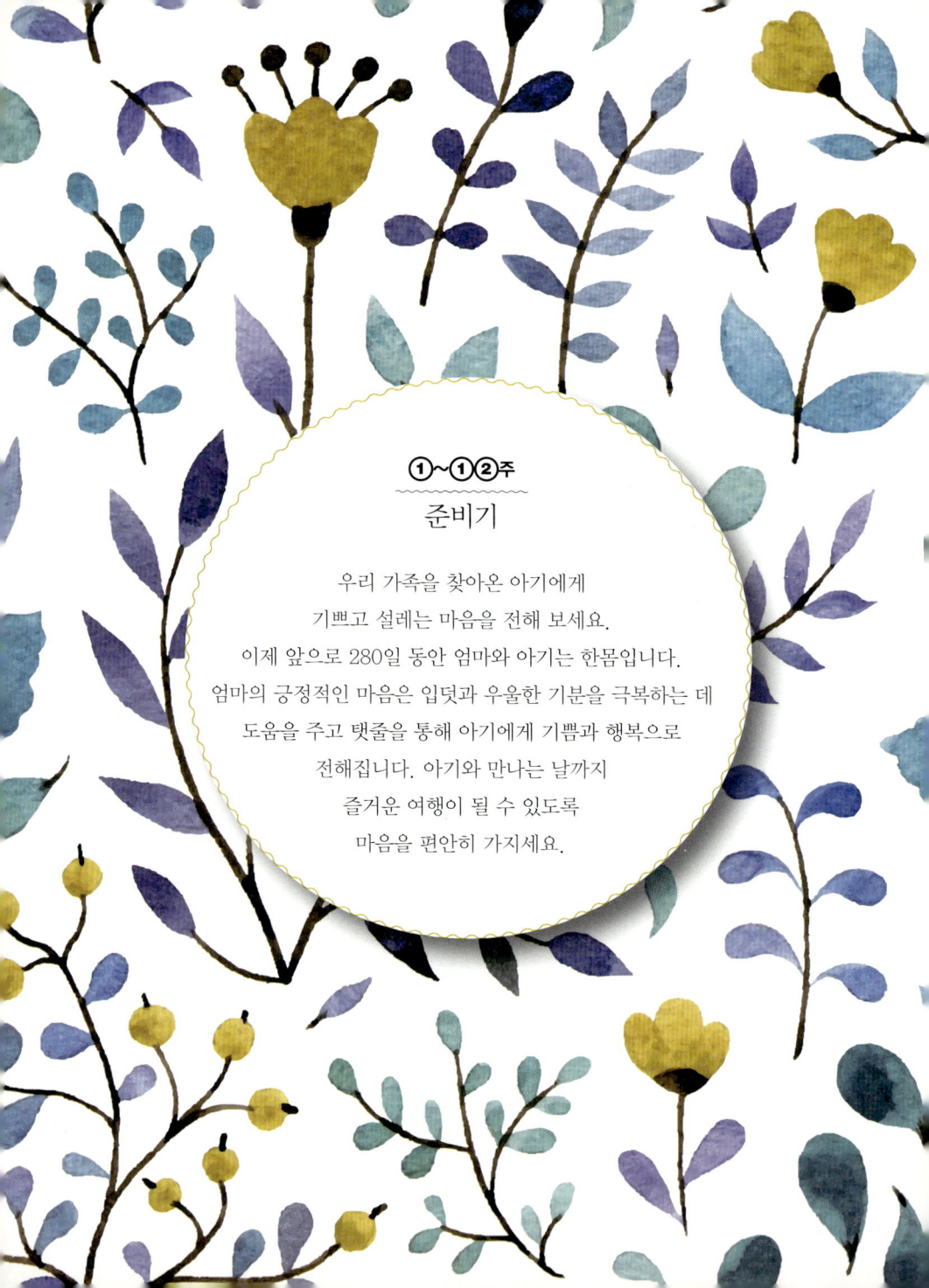

## ①~①②주
### 준비기

우리 가족을 찾아온 아기에게
기쁘고 설레는 마음을 전해 보세요.
이제 앞으로 280일 동안 엄마와 아기는 한몸입니다.
엄마의 긍정적인 마음은 입덧과 우울한 기분을 극복하는 데
도움을 주고 탯줄을 통해 아기에게 기쁨과 행복으로
전해집니다. 아기와 만나는 날까지
즐거운 여행이 될 수 있도록
마음을 편안히 가지세요.

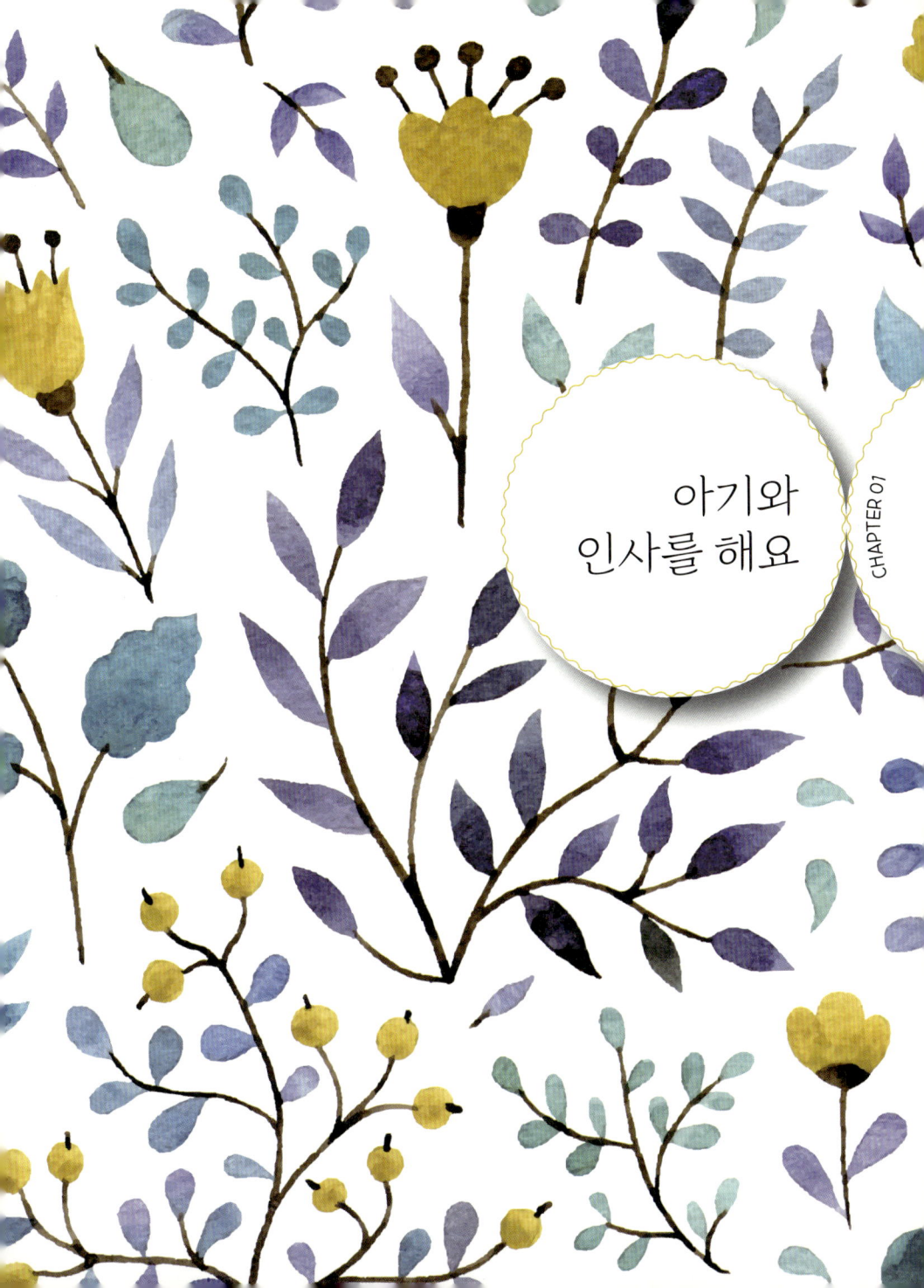

아기와
인사를 해요

CHAPTER 01

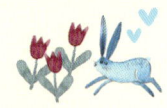

♥
임신 6주가 되면 심장이 뛰고, 탯줄이 발달해요.
태반의 기초가 되는 융모를 통해
태아는 영양분을 공급받지요.
이때 아기는 사과씨만 하답니다.

♥
예쁜 아기 사진을 집 안에 붙여 놓아요.
귀여운 아기 사진은 웃음을 짓게 만들지요.
태어날 예쁜 아기를 상상하는 것만으로도
즐거운 태교가 된답니다.

♥
육아 관련 전문 사이트에 가입하세요.
임신, 출산, 육아에 대한 다양한 정보를 얻을 수 있어요.
가입할 사이트를 고를 때에는 전문의가 참여하는
믿을 만한 사이트에 가입하는 것이 좋답니다.

・・사랑 동화

# 별

내가 뤼브롱산에서 홀로 양을 치던 때입니다.
그곳은 외진 곳이어서 몇 주일씩 사람 구경하기가 힘들었어요.
그래서 이 주일마다 보름치의 양식을 싣고 오는 노라드 아주머니의 모습이 보일 때면 나는 정말 기뻤어요.
아주머니는 어린 하인 미아로와 함께 와서는 아랫마을의 소식을 들려주곤 했지요.
하지만 내가 가장 궁금했던 건 이 근처 마을에서 가장 아름다운 스테파네트 아가씨의 소식이었어요.

나는 관심 없는 척하면서 아가씨가 어떻게 지내는지 넌지시 물어보곤 했어요.

어느 일요일이었어요.

노라드 아주머니가 올 시간이 지났는데도 오지 않는 거예요.

그러다 점심때쯤 한바탕 소나기가 쏟아져 개울물이 넘쳐흐를 때, 반가운 방울 소리가 들려왔어요.

그런데 세상에!

노새를 몰고 나타난 사람은 바로 스테파네트 아가씨였어요.

발갛게 상기된 아가씨는 오던 중에 길을 잃어 늦었다고 했어요.

어린 하인은 아프고, 노라드 아주머니는 휴가를 갔다는 거예요.

화려한 드레스에 꽃 리본을 단 아가씨는 정말 아름다웠어요.

아가씨가 내 앞에 있다는 사실이 마치 꿈처럼 느껴졌지요.

아가씨는 신기하다는 듯이 주위를 둘러보았어요.

"오, 가엾어라. 여기에서 혼자 지내면 얼마나 갑갑할까? 무슨 생각을 하면서 시간을 보내요?"

나는 '아가씨 생각을 하면서 지내요.' 하고 대답하고 싶었지만 아무 말도 하지 못했어요.
"가끔 여자 친구가 이곳에 놀러 오나요? 아마 그녀는 황금빛 산양이거나 산봉우리를 날아다니는 요정일지도 모르지."
머리를 뒤로 젖히며 웃는 아가씨의 모습이 정말 귀여웠어요.
아가씨야말로 내 눈에는 요정처럼 보였지요.
"이제 그만 가 볼게요. 잘 있어요."
"조심히 가세요, 아가씨."
아가씨는 산길을 따라 멀리 사라졌어요.
나는 해질 무렵까지 아가씨가 사라진 길을 바라보았어요.
조금 전에 있었던 꿈 같은 일이 달아날까 봐서요.
날이 저물어 양 떼들이 우리 안으로 돌아오고 있을 때였어요.
산비탈에서 나를 부르는 소리가 들리더니 아가씨가 다시 나타났어요.
물에 흠뻑 젖은 아가씨는 추위와 두려움에 떨고 있었어요.
낮에 내린 소나기 때문에 물이 불어난 냇가에 빠진 모양이에요.
날이 어두워져서 아가씨 혼자 농장으로 돌아갈 수도 없고, 내가 양들을 두고 아가씨를 데려다줄 수도 없어서 난처했지요.
아가씨는 가족들이 걱정할 거라며 불안해했어요.

"아가씨, 너무 걱정하지 마세요. 7월이라 밤이 아주 짧으니 조금만 참으세요."
나는 서둘러 모닥불을 피웠어요.
하지만 아가씨는 불을 쬐려고 하지 않았어요.
아가씨의 눈에 고인 진주 같은 눈물을 보자 나까지 눈물이 나려고 했어요.
사방이 온통 어둠에 덮이자, 나는 양들의 우리 안에 들어가 깨끗한 짚 위에 양가죽을 깔고 아가씨를 쉬게 했어요.
나는 가슴이 터질 것처럼 기뻤어요.
비록 누추하지만, 아가씨가 나의 보호를 받으며 세상 어느 양보다도 순결하고 귀한 한 마리의 양처럼 자고 있다는 것이 자랑스러웠거든요.
물론 내 마음에 사랑의 불길이 타오르고 있었지만 옳지 못한 생각을 하지 않았음을 하느님께 맹세해요!
밤하늘이 이처럼 깊고, 별들이 이처럼 빛난 적이 없었던 것 같아요.
그런데 갑자기 아가씨가 밖으로 나왔어요.
양들의 부스럭거리는 소리에 잠을 이룰 수 없었던 모양이에요.
나는 아가씨 어깨 위에 양가죽을 걸쳐 주고 모닥불을 더 활활 피웠어요.
아가씨와 나는 아무 말 없이 나란히 앉았어요.

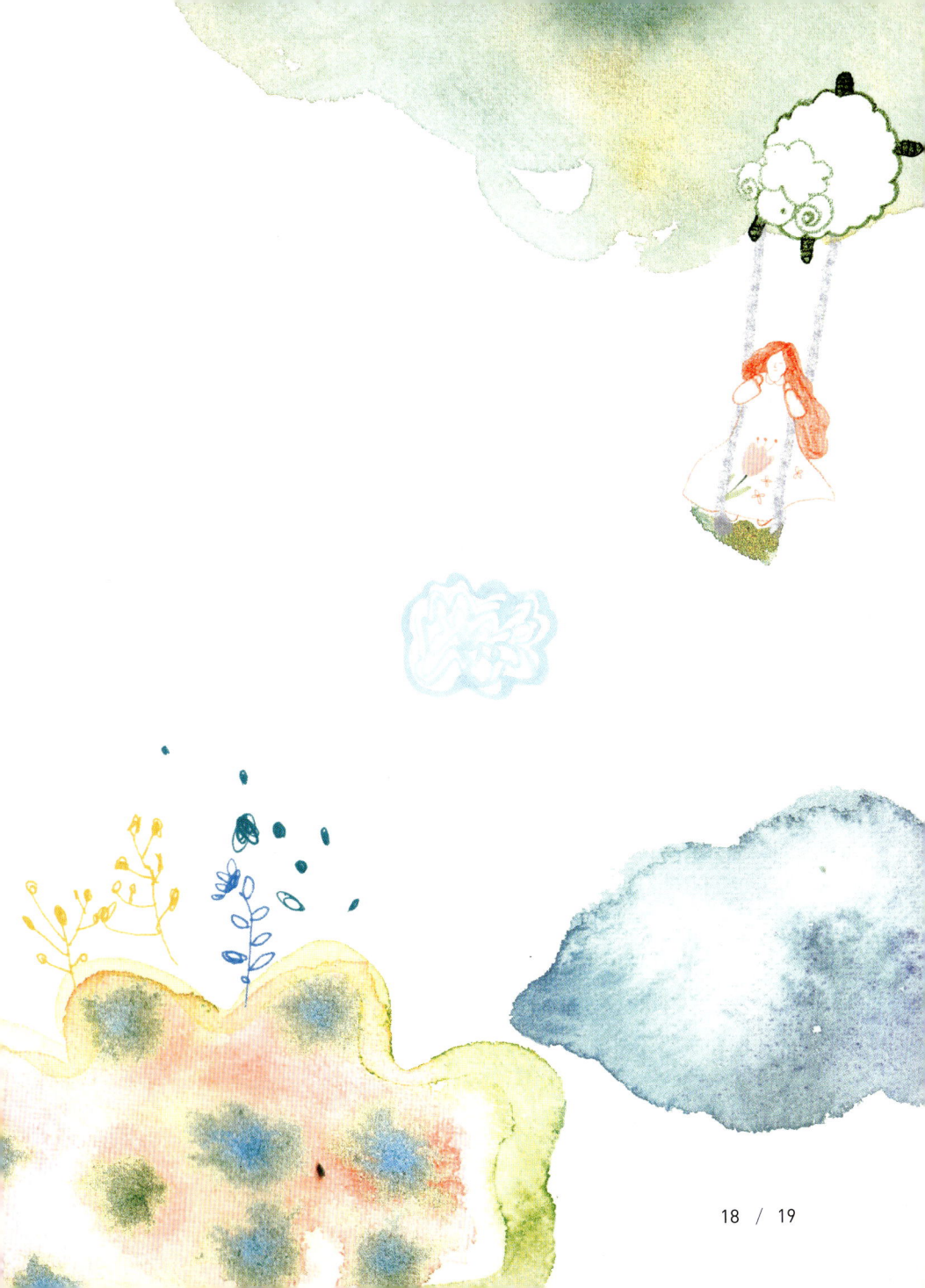

밤이 깊어지자 아름다운 하늘에서 별똥별 하나가 떨어졌어요.
"저게 뭐죠?"
아가씨가 나지막한 목소리로 물었어요.
"저 별은 천국으로 가는 영혼이랍니다."
아가씨는 밤하늘의 별들을 보고 감탄했어요.
나는 아가씨에게 별자리 이름과 전설을 이야기해 주었어요.
그리고 내가 별들의 결혼 이야기를 할 때, 무엇인가 부드러운 것이 내 어깨를 누르는 것 같았어요.
아가씨가 졸음을 참지 못하고 내 어깨에 기대어 잠이 든 것이었지요.
나는 잠든 아가씨의 얼굴을 바라보며 생각했어요.
저 하늘의 수많은 별들 중 가장 어여쁜 별 하나가 길을 잃고 헤매다 지쳐 내 어깨에 내려앉아 고이 잠들었다고…….

## 아가야, 아빠야

(아빠 목소리로 들려주세요)

♥

별처럼 반짝이는 아가야,
아름다운 사랑 이야기가 마음을 따뜻하게 하는구나.
우리가 사랑 이야기에 감동하는 것은
사랑을 하지 않고는 살 수 없기 때문이란다.
양치기의 사랑은 꽃처럼 순수하고 아름답구나.
이렇게 아름다운 사랑 이야기는
우리 마음에 오래오래 남아서 별처럼 반짝인단다.
아가야, 우리도 별이 될 수 있어.
누군가를 사랑하면 그 사람은 나의 별이 되고,
나 또한 누군가의 별이 되지.
이렇게 서로에게 별이 된다면
이 세상은 정말 아름다울 거야.
아가야, 우리도 서로에게 멋진 별이 되자꾸나!

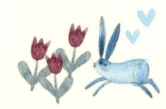

♥
임신 11주가 되면 아기가 양수 안에서 헤엄을 칩니다.
아기의 팔다리가 길어지고, 지문이 만들어집니다.
태아의 신체 기관이 형성되는 시기이므로
특히 엄마는 이 시기를 조심해야 합니다.


♥
아기에게 이야기하듯이 태교 일기를 써 보세요.
기쁜 일이나 힘든 일도 좋고, 책을 읽고 난 후의 느낌도 좋아요.
태교 일기는 엄마에게 심리적 안정을 주고
훗날 아기에게도 좋은 추억이 된답니다.


♥
맑은 공기를 쐬면서 산책을 해 보세요.
가벼운 산책은 입덧을 완화시키고, 마음을 안정시켜 줍니다.
임신 초부터 출산 전까지 꾸준히 산책을 하면
엄마와 배 속 아기의 건강을 지킬 수 있습니다.

˙˙배려 동화
## 완두콩 오 형제

완두콩 오 형제가 콩깍지 안에서 알콩달콩 살고 있었어요.
오 형제는 바깥세상을 상상하며 이야기를 나누었어요.
"어쩜, 우리는 모두 똑같은 연초록색 옷을 입었을까? 게다가 꼬투리도 초록색이잖아. 정말 신기해!"
"아마 바깥세상도 온통 연초록빛일 거야."
하지만 점점 몸이 커지자 오 형제는 불평을 하기 시작했어요.
"아휴, 답답해. 언제까지 이렇게 좁은 곳에서 살아야 하지?"
"바깥세상에는 신나는 일이 많을 텐데. 빨리 나가고 싶어!"

얼마나 시간이 흘렀을까요?

오 형제는 자신들의 몸이 노랗게 변하고 있다는 걸 알았어요.

"와, 세상이 이제 노란색으로 바뀌었어."

"그래, 드디어 우리도 나갈 때가 되었나 봐."

세상 밖으로 나갈 생각에 오 형제는 마음이 들떴어요.

며칠이 지났을까요.

콩깍지가 심하게 흔들리기 시작하더니 '탁' 하고 꼬투리가 터졌어요.

그리고 마침내 완두콩들은 환한 세상으로 나왔어요.

완두콩들은 어떤 소년의 손바닥 위에 놓여 있었어요.

"총알로 쓰면 딱 좋겠는걸."

소년은 완두콩 다섯 알을 장난감 총 안에 넣었어요.

그러자 콩알들이 '피융~' 하고 어디론가 날아갔어요.

어떤 것은 길에 떨어져 비둘기 먹이가 되고 어떤 것은 하수구에 빠지기도 했어요.

그리고 마지막에 날아간 완두콩은 어느 다락방 창문 앞에 떨어졌어요.

어리둥절한 완두콩은 주위를 둘러보았어요.

"휴, 다행이다. 흙이랑 이끼가 있어서 내가 살기에는 안성맞춤이야! 그런데 이 집에는 누가 살까?"

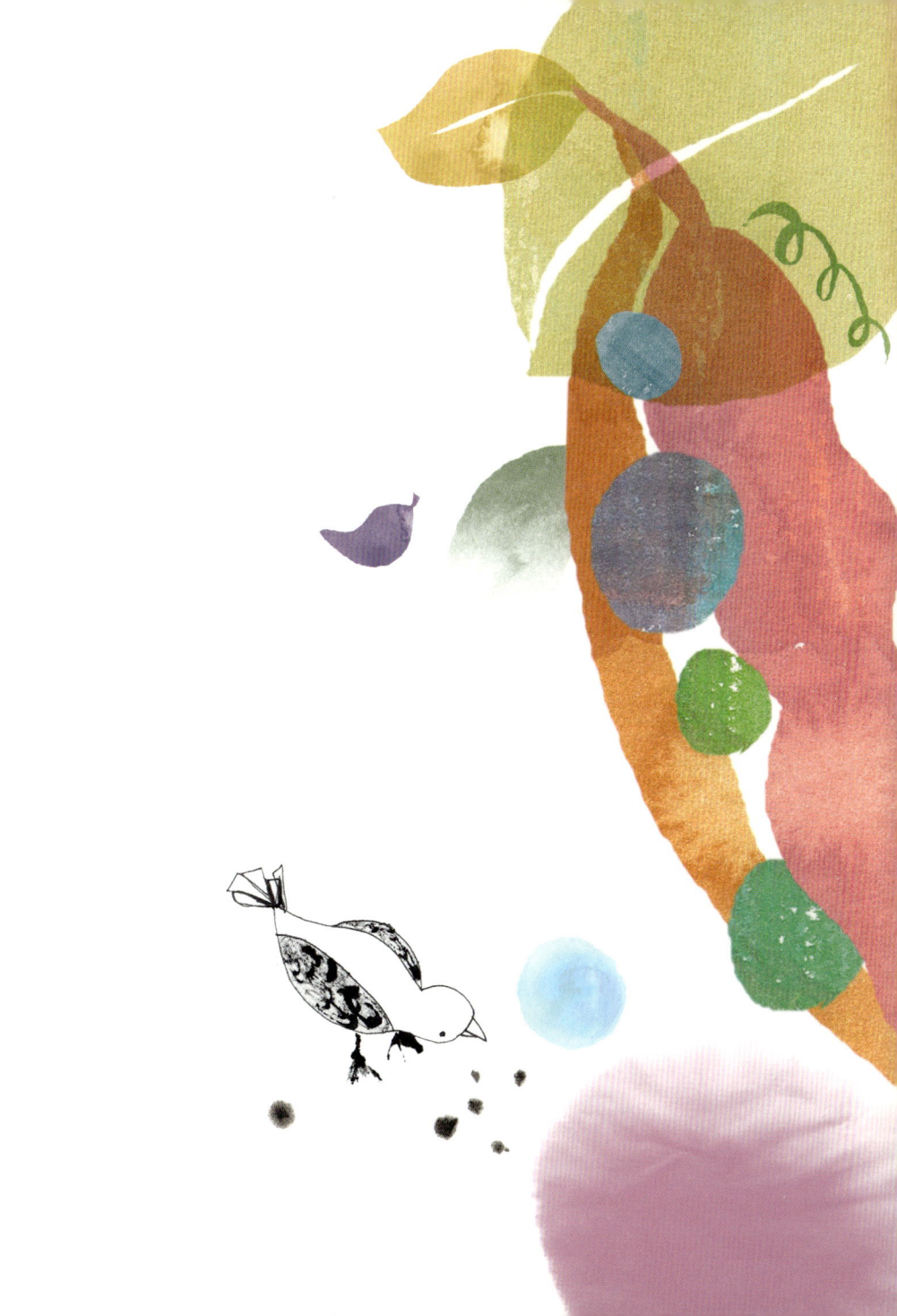

다섯 번째 완두콩이 떨어진 집에는 엄마와 소녀가 살고 있었어요.
소녀는 병에 걸려서 일 년째 침대에만 누워 있었지요.
엄마는 일하러 가야 했기 때문에 낮에는 소녀 혼자 쓸쓸하게 집을 지키고 있었어요.
엄마는 아픈 소녀를 위해 매일매일 눈물을 흘리며 기도했어요.
"하느님, 우리 딸의 병을 빨리 낫게 해 주세요."
엄마의 애절한 기도를 들은 완두콩은 마음이 아팠어요.
'아유, 창백한 얼굴 좀 봐. 가엾기도 하지. 내가 도와줄 일이 없을까?'
완두콩의 걱정에도 불구하고 소녀는 점점 야위었어요.
겨울이 지나고 봄이 찾아왔어요.
햇살이 창가에 가득한 날, 소녀가 엄마에게 물었어요.
"엄마, 창가에 초록빛이 하늘거려요. 저게 뭐죠?"
밖을 내다본 엄마는 깜짝 놀랐어요.
"아니 세상에, 이런 곳에서 완두콩이 싹을 틔우다니. 너를 위해 하느님이 작은 정원을 꾸미신 거야. 어쩜 이렇게 예쁠까? 너도 한번 보렴."
엄마는 소녀의 침대를 창가 쪽으로 옮겨 주었어요.

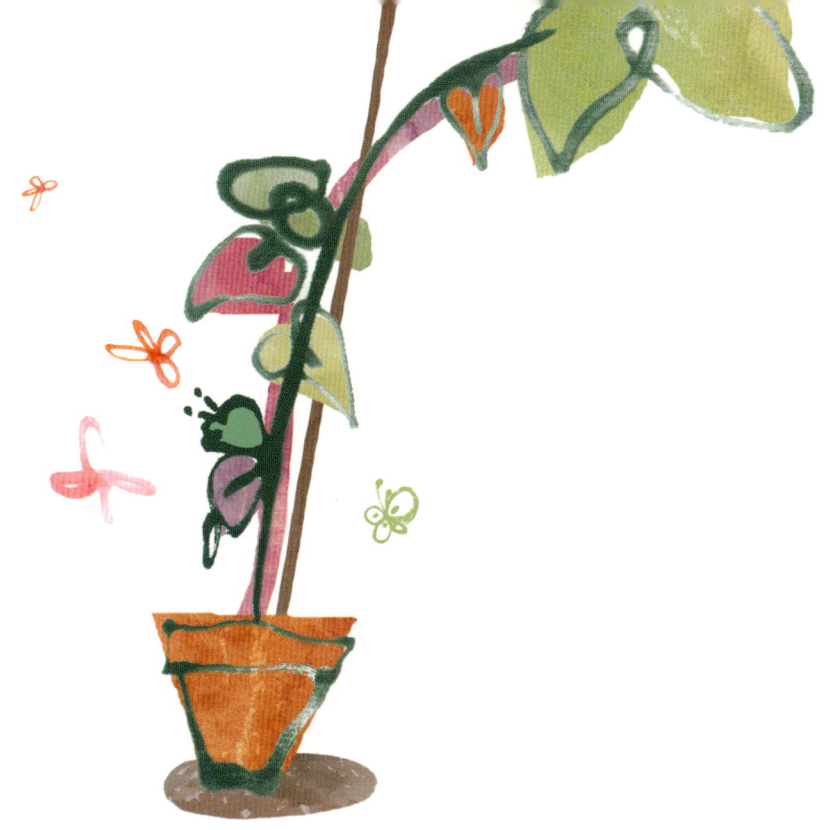

그날부터 소녀는 매일 완두콩이 자라는 모습을 지켜보았어요.
이제 소녀는 집에 혼자 있어도 쓸쓸하지 않았어요.
"엄마, 완두콩이 잘 자라는 걸 보니 기분이 좋아요. 제 병도 곧 나을 것만 같아요. 이제 저도 밖에 나갈 수 있을 것 같아요."
"그래, 네 병은 금방 나을 거야."
엄마는 완두콩이 잘 자랄 수 있도록 받침대를 만들어 주었어요.

완두콩은 하루가 다르게 쑥쑥 자라더니 어느새 여러 개의 꽃망울을 맺었어요.

소녀도 하루가 다르게 건강해지더니 점차 얼굴빛이 발그레해졌어요.

며칠 후, 완두콩은 꽃망울을 터뜨려 예쁜 연보라색의 꽃을 피웠어요.

소녀는 기운을 내어 창가로 걸어가 꽃잎에 입을 맞추었어요.

그리고 기분 좋은 목소리로 말했지요.

"어머, 예쁘기도 해라. 난 네가 참 좋아!"

이 모습을 본 엄마는 아주 기쁜 나머지 울먹이는 목소리로 말했어요.

"우리 딸이 혼자서 걷게 되다니! 틀림없이 이 완두콩은 하느님이 보내신 거야. 우리에게 은혜를 베푸신 거야."

엄마와 소녀는 서로를 꼭 끌어안고 눈물을 흘렸어요.

이 풍경을 바라보는 다섯 번째 완두콩도 기쁨의 눈물을 흘렸답니다.

# 아가야, 아빠야

(아빠 목소리로 들려주세요)

우리의 희망인 아가야,
아빠는 완두콩을 사람으로 생각해 봤어.
세상에는 수많은 사람들이 살아가지만
모두 똑같은 삶을 사는 것은 아니란다.
자신만 챙기며 사는 사람들도 있고,
남을 도우려는 착한 사람들도 있지.
자신의 꿈을 이루면서 남을 돕는 사람들은
다섯 번째 완두콩 같은 사람들이야.
소녀를 도와주고 싶은 완두콩의 예쁜 마음,
아빠랑 함께 배워 보자.
완두콩처럼 희망과 기쁨의 꽃을 피우며 살자꾸나.

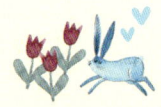

♥
몸과 마음의 변화로 지치고 힘들 때
조용히 명상을 해 보세요.
엄마의 마음은 차분해지고
아기에게도 맑은 기운이 전해진답니다.


♥
좋은 향기는 엄마의 마음에 안정을 줍니다.
꽃내음 가득한 꽃길을 걷는 것도 좋고
아로마를 이용한 향기 태교도 좋습니다.
좋은 향기는 사람의 심성을 아름답게 해 준답니다.


♥
영화나 TV 프로그램도 좋은 것만 보세요.
너무 무섭거나 시끄럽거나 슬프거나 폭력적인 장면은
엄마와 아기를 불안하게 합니다.
즐겁고 재미있는 내용으로 마음을 안정시켜 주세요.

··감사 동화

## 서울쥐와 시골쥐

서울쥐와 시골쥐는 친구예요.
어느 날, 시골쥐가 서울쥐를 초대했어요.
서울쥐는 멋진 양복을 차려입고 시골쥐를 찾아왔어요.
울퉁불퉁한 시골길을 걸으며 서울쥐는 투덜거렸어요.
"에이, 시골은 정말 따분하군. 길에는 먼지가 폴폴 날리고, 보이는 것이라고는 하늘하고 산뿐이잖아."
마중을 나온 시골쥐가 쌩긋 웃으며 말했어요.
"가만히 살펴보면 볼 게 많아. 저기 좀 봐. 예쁜 들꽃들이 피었잖아.

나뭇잎은 춤을 추듯 햇살에 반짝거리고. 귀를 쫑긋하면 새들의 노랫소리도 들을 수 있어."

서울쥐는 시골쥐의 말을 건성으로 들었어요.

"난 그딴것 시시해. 그런데 아직 멀었어? 먼 길을 왔더니 무척 배가 고파!"

"이제 다 왔어. 저기 빨간 지붕 보이지? 그 뒷마당 헛간이 우리 집이야."

시골쥐는 서울쥐를 자기의 집으로 안내했어요.

서울쥐는 시골쥐의 집을 둘러보았어요.

구석구석 거미줄이 늘어져 있고 군데군데 흙도 떨어져 있었어요.

서울쥐는 옷에 먼지라도 묻을까 봐 조심조심 걸었어요.

시골쥐는 편편한 나무판자 위에 점심상을 차렸어요.

커다란 나뭇잎을 접시 삼아 보리알과 옥수수알, 밀알을 담았어요.

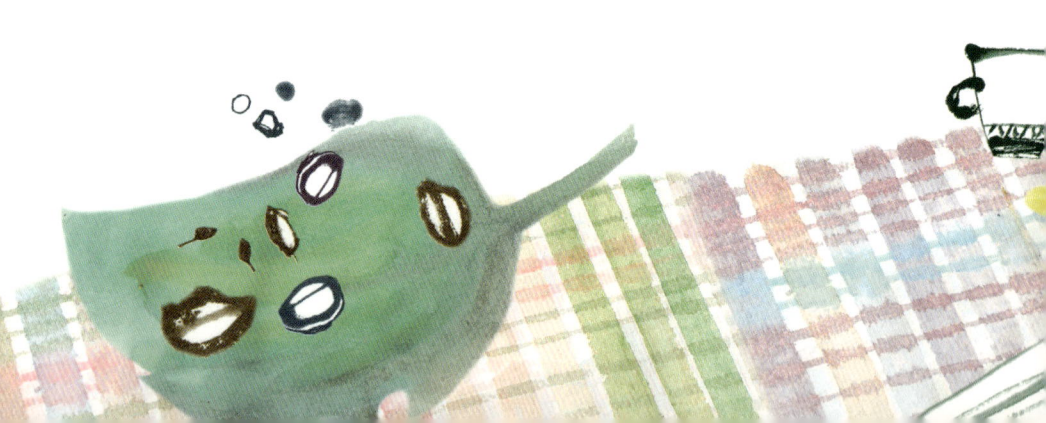

그러고는 들꽃으로 식탁을 예쁘게 장식했어요.

하지만 서울쥐는 얼굴을 찌푸렸어요.

"이게 다야? 너는 매일 이렇게 맛없는 것만 먹고 사니?"

시골쥐는 기분이 상했어요.

"시골에 사는 쥐들은 다 이렇게 먹어. 난 맛만 좋은데! 그럼 넌 뭘 먹고 살아?"

"이런 음식과는 비교가 안 되지. 아마 네가 세상에 태어나서 한 번도 못 먹어 본 음식도 많을걸. 맛이 정말 끝내준다니까."

시골쥐는 자기도 모르게 침이 꼴깍 넘어갔어요.

"정말 그렇게 맛있어? 나도 한번 먹어 보고 싶다."

"그리고 서울에는 신나고 재미난 것들이 얼마나 많은데. 우리 이럴 게 아니라 나랑 같이 서울에 가자."

시골쥐는 후닥닥 짐을 꾸려서 서

울쥐를 따라나섰어요.
서울에 도착한 시골쥐는 눈이 휘둥그레졌어요.
차들은 도로 위를 쌩쌩 달리고 우뚝 선 높은 건물들은 보기만 해도 아찔했어요.
시골쥐는 무서워서 서울쥐 옆에 바짝 붙었어요.
"어때? 멋지지? 이 정도는 돼야 살맛이 나지."
하지만 시골쥐는 매캐한 서울 공기에 숨이 막혔어요.
서울쥐는 자기 집으로 시골쥐를 데려갔어요.
서울쥐의 집은 어느 큰 집의 창고였어요.
창고 구석에 나 있는 작은 구멍 안으로 들어가니 서울쥐의 방이 나왔어요.
"배고프지? 자, 오늘은 무엇을 먹을까?"
시골쥐는 창고 안을 둘러보았어요.
창고 안에는 처음 보는 음식들이 가득했고 폴폴 맛있는 냄새도 났어요.
"너, 치즈 못 먹어 봤지? 잠깐 여기서 기다려."
서울쥐는 코를 킁킁거리며 어디론가 달려갔어요.
잠시 후, 서울쥐가 입에 치즈를 물고 왔어요.
시골쥐는 쩝쩝거리며 치즈를 베어 먹었어요.

그때 갑자기 창고 문이 열리면서 아주머니가 들어왔어요.
"큰일났다. 빨리 숨어!"
서울쥐가 시골쥐를 끌고 쥐구멍 안으로 숨었어요.
서울쥐와 시골쥐는 쥐구멍에서 꼼짝 않고 있다가 아주머니가 나간 후에야 밖으로 나왔어요.
시골쥐는 너무 놀라서 가슴이 쿵쿵 뛰었어요.
"이거 먹어 봐. 과자라는 거야."
시골쥐가 한 입 베어 먹으려는데 이번에는 아저씨가 들어왔어요.
"아니 쥐잖아! 그것도 두 마리씩이나 있다니. 당장 잡아야겠다."
아저씨가 몽둥이를 들고 뛰어왔어요.

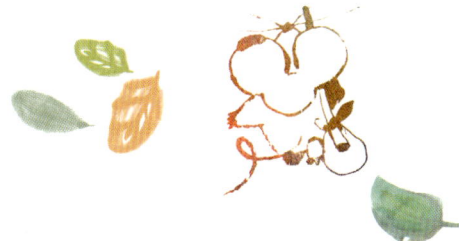

놀란 서울쥐와 시골쥐는 다시 쥐구멍으로 숨었어요.
"이제 괜찮아. 아저씨가 나가면 다시 먹자."
하지만 시골쥐는 고개를 절레절레 흔들었어요.
"나는 아무리 맛있는 음식을 먹어도 이렇게 불안하게 먹는 건 싫어. 보리알이나 옥수수알을 먹더라도 마음 편하게 먹는 게 좋아. 나는 우리 집으로 갈 테야."
시골쥐는 뒤도 안 돌아보고 자신이 살던 시골집으로 돌아갔어요.

## 아가야, 아빠야

(아빠 목소리로 들려주세요)

♥

우리에게 찾아온 고마운 아가야,
아빠는 시골쥐에게 더욱 마음이 가는구나.
아빠에게도 그런 경험이 있단다.
나와는 다른 환경의 사람을
부러워한 적이 있었어.
하지만 결국 내 몸과 마음이 편한 곳이
가장 좋은 곳이라는 것을 깨달았지.
시골쥐도 이번 일을 통해서 얻은 것이 많을 거야.
자기에게 주어진 삶에 감사할 줄 아는 마음 말이야.
아마 시골로 돌아가서는 더 행복한 생쥐로 살았을 거야.
우리 집도 기쁨이 넘치게 될 거야.
네가 우리에게 오니까!

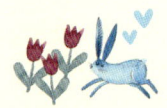

♥
아기에게 자주 말을 걸어 주세요.
엄마 아빠가 들려주고 싶은 이야기를
부드럽고 분명한 말투로 이야기해 주세요.
행복한 소리는 태아의 두뇌 발달에 가장 좋은 자극입니다.


♥
하루를 시작하는 아침에 주문을 걸어 보세요.
"오늘 하루도 행복하고 즐거운 일이 가득할 거야."
"우리 아기랑 신나게 하루를 보내야지."
소리 내어 말하면 행복 지수가 높아져요.


♥
엄마 아빠가 좋아하는 시를 읽어 주세요.
시에는 아름다운 세상 풍경이 담겨 있어요.
천천히 음미하듯 또박또박 읽어 주세요.
배 속 아기는 감수성이 풍부한 아이로 자란답니다.

··우정 동화
## 세 친구

한 남자가 살고 있었어요.

어느 날, 임금님의 사자가 남자를 찾아왔어요.

"임금님께서 당신을 부르셨소. 어서 서둘러 궁전으로 오시오."

"네? 저, 저를요? 임금님께서 왜 저를 부르시지요?"

남자는 갑작스러운 일에 말이 제대로 나오지 않았어요.

"그건 나도 모르겠소. 나는 임금님의 명을 전달할 뿐이오."

사자는 임금님의 명을 전달하고는 가 버렸어요.

'임금님이 왜 나를 부르시지? 나는 잘못한 게 없는데!'

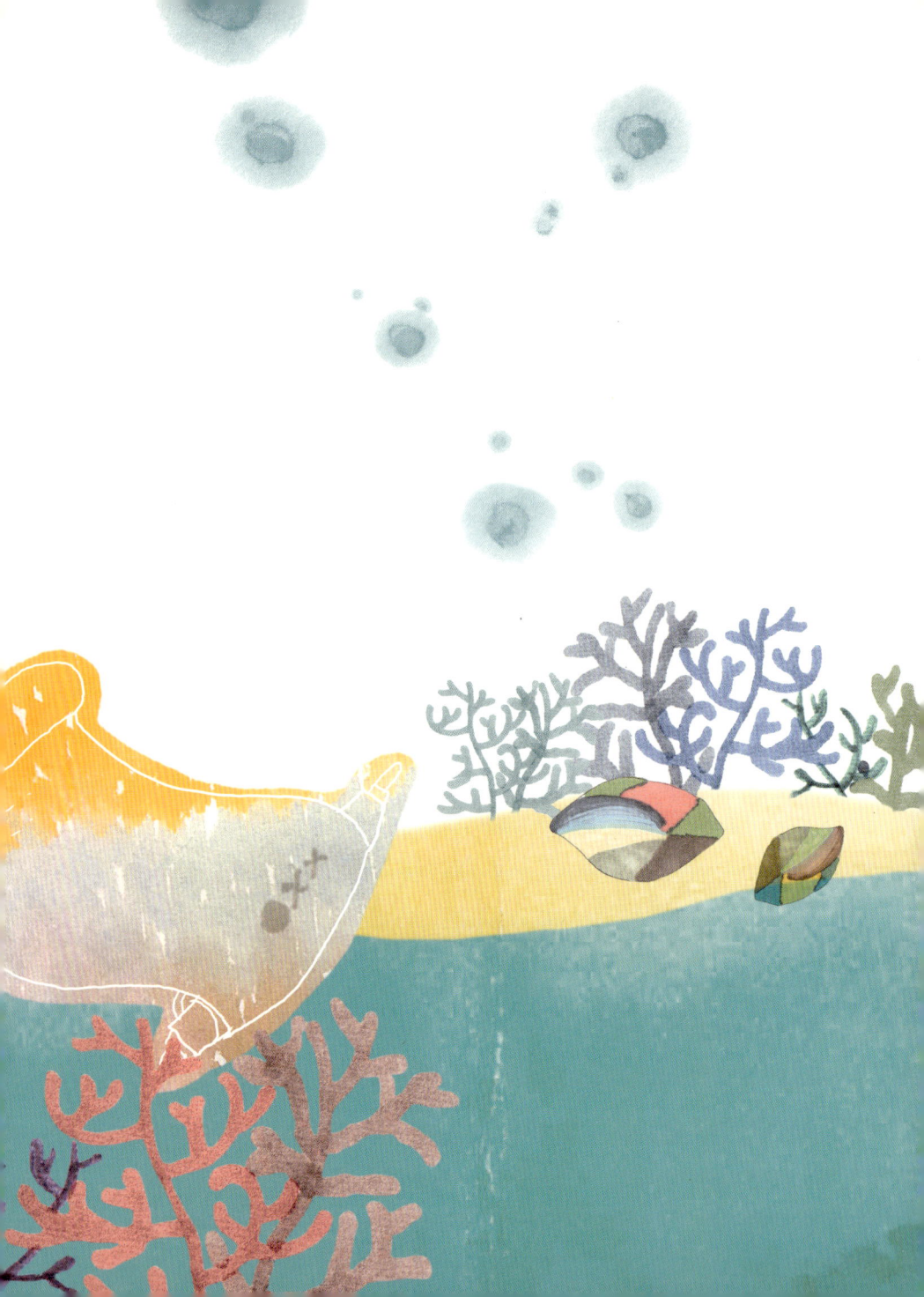

남자는 궁전에 갈 준비를 했어요.

하지만 도저히 혼자 갈 용기가 나지 않았어요.

혹시 무슨 일이라도 생길까 봐 겁이 났거든요.

남자는 잠시 생각에 잠겼어요.

'그래, 친구에게 함께 가자고 해야겠다.'

남자는 자기의 세 친구를 떠올렸어요.

첫 번째 친구는 남자가 제일 소중하게 생각하는, 둘도 없이 친한 사이였어요.

두 번째 친구는 친하기는 하지만 첫 번째 친구만큼 소중하게 생각하지는 않았어요.

세 번째 친구는 그저 아는 사이로 가끔 인사를 나누는 정도였어요.

남자는 먼저 자기와 가장 친한 첫 번째 친구를 찾아갔어요.

"아니, 이 밤중에 무슨 일인가?"

"무슨 일인지 모르겠지만 임금님이 나를 급하게 부르신다네. 나와 함께 가 줄 수 있겠나?"

남자의 이야기를 듣던 첫 번째 친구의 표정이 굳어졌어요.

"난 함께 갈 수 없네."

제일 소중하게 생각했던 친구가 한마디로 거절하자 남자는 크게 실망했어요.

"무슨 이유라도 있는가?"

"혹시 자네에게 잘못이 있다면 나까지 벌을 받을 수도 있지 않은가. 그래서 난 함께 못 가겠네."

첫 번째 친구의 말에 큰 충격을 받은 남자는 온몸에 기운이 쑥 빠졌어요.

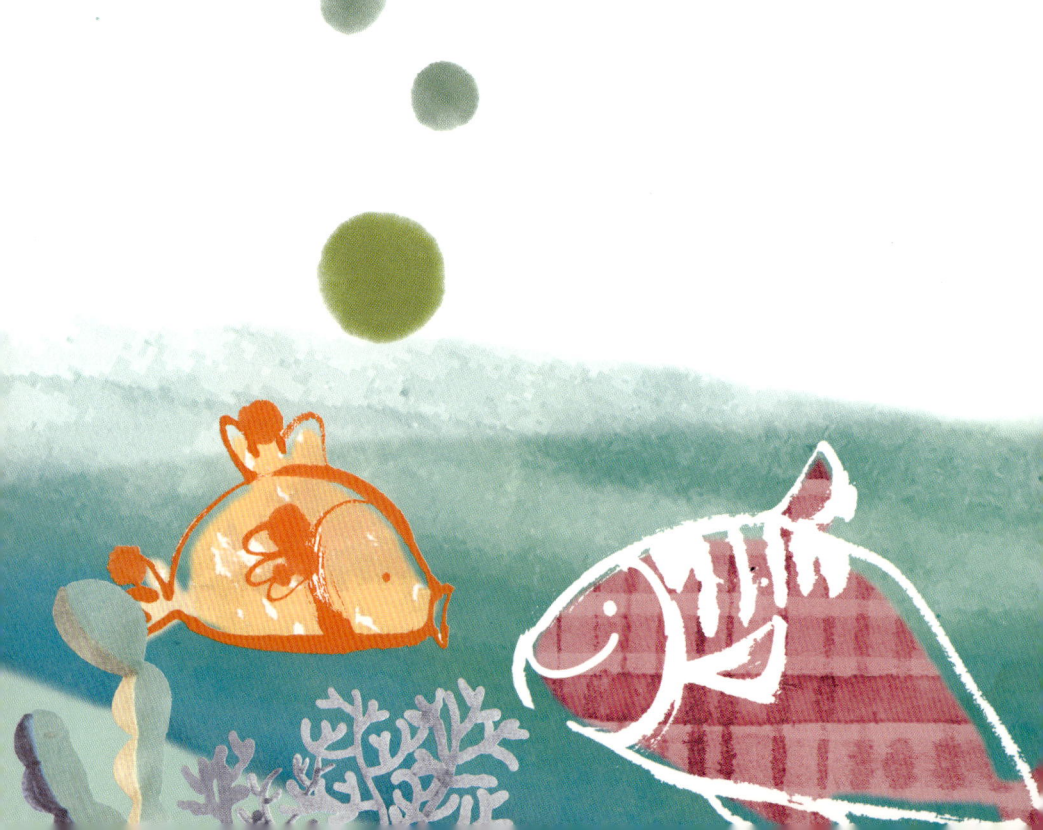

남자는 터벅터벅 걸어서 두 번째 친구를 찾아갔어요.

남자는 자기의 사정을 이야기하고 나서 두 번째 친구에게 함께 가 줄 수 있냐고 물었어요.

그 친구는 한참을 생각하는 눈치였어요.

그러더니 큰 인심이라도 쓰듯이 생색을 내며 말했어요.

"자네처럼 소중한 친구의 부탁을 거절할 수 없지. 자네랑 함께 가 주겠네. 대신 궁전 문 앞까지만일세. 궁전 안에는 자네 혼자 들어가게."

두 번째 친구에게도 거절당하자 남자는 큰 실망감에 울컥 눈물이 나오려고 했어요.

남자는 걱정을 하며 세 번째 친구에게 갔어요.

'나와 가장 친하다고 생각했던 두 친구도 거절했는데, 이 친구가 나와 함께 가 줄까?'

세 번째 친구는 반가운 얼굴로 남자를 맞이했어요.

"어서 오게. 그동안 잘 지냈는가? 그런데 무슨 걱정이라도 있는가? 안색이 좋지 않네."

남자는 자기의 사정을 이야기했어요.

그리고 두 친구에게 거절당한 이야기도 함께 했지요.

세 번째 친구는 남자의 어깨를 두드리며 다정한 목소리로 말했어요.
"친구, 너무 걱정하지 말게. 내가 자네와 함께 가 주겠네. 나는 자네가 임금님에게 벌을 받을 만큼 큰 잘못을 저지르지 않았다는 것을 믿네. 혹시 임금님이 자네를 벌하려고 하면 내가 나서서 자네에게 아무 잘못이 없다고 말씀드리겠네."
아무런 기대를 하지 않았던 세 번째 친구의 말에 남자는 무척 감동을 받았어요.
"고맙네, 정말 고마워. 자네야말로 진정한 내 친구라네."
남자는 세 번째 친구를 꼭 껴안았어요.

# 아가야, 아빠야

(아빠 목소리로 들려주세요)

마음이 바른 아가야,
너도 많은 친구들을 사귀게 될 거야.
친구들과 나누는 우정은
네 삶을 더욱 즐겁고 행복하게 하지.
하지만 모든 친구들이
너의 진정한 친구라고 할 수는 없단다.
진정한 친구란 기쁜 일도 함께하지만
어려운 시련이 닥쳤을 때 곁에서 힘이 되어 주는 친구란다.
바로 이 이야기에 나오는 세 번째 친구처럼 말이야.
아가야, 좋은 친구를 원하기 전에
네 자신부터 참다운 친구가 되어야 함을
꼭 기억해 두렴.

좋은 글

# 감사해요

전에는 몰랐어요.
세상에 이렇게 감사한 일이 많은 줄은.
한 생명이 내 안에서 숨 쉬고 있다는 놀라운 사실에 감사해요.
아침에 눈을 뜨면 나와 아기를 비추는 아침 햇살에 감사해요.
맛난 음식을 먹으면서 이 음식이 있기까지 수고한 이들에게 감사해요.
나와 아기가 편안히 쉴 수 있는 따뜻한 우리 집에 감사해요.
아기와 함께 듣는 즐거운 노래에도 감사해요.
옆에서 든든하게 지켜 주는 남편에게도 감사해요.
기도하는 마음으로 아기를 기다리는 부모님께도 감사해요.
나와 아기의 건강을 위해서 기도해 주시는 분들께도 감사해요.
내 모든 이야기를 들어 주는 친구들에게도 감사해요.
나와 아기의 안부를 묻는 이웃들에게도 감사해요.
내게 기쁨과 즐거움을 주는 이 세상 모든 것에 감사해요.
그리고 무엇보다 내게 찾아온 우리 아기에게 감사, 감사해요.

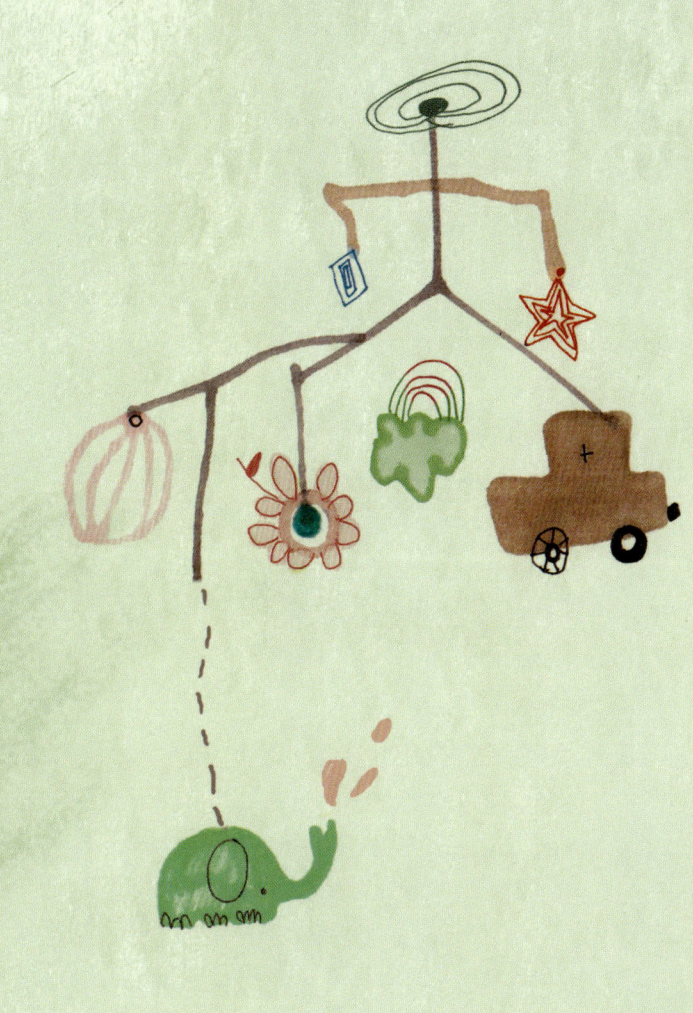

..좋은 시
## 아기의 기쁨

월리엄 블레이크

"난 이름이 없어요.
태어난 지 이틀밖에 안 됐거든요."
너를 무어라고 부를까?
"난 행복이에요.
기쁨이 내 이름이죠."
달콤한 기쁨, 네게 있어라!

어여쁜 기쁨아!
갓 이틀된 너는 달콤한 기쁨이란다.
너를 달콤한 기쁨이라 부를게.
아기야, 웃어 보렴.
난 그동안 노래를 불러 줄게.
달콤한 기쁨, 네게 있어라!

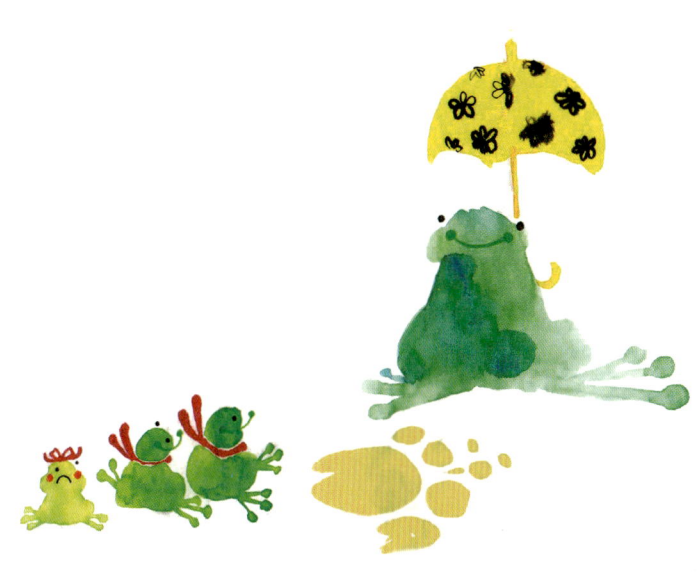

가만히 눈을 감고 태어날 아기를 눈앞에 그려 봅니다.
이리 보아도 예쁘고, 저리 보아도 예쁘지요. 웃어도 예쁘고 울어도 귀엽기만 하지요.
아기의 작은 몸짓 하나에 내 마음은 기쁨으로 차오르고,
보고만 있어도 가슴이 벅차올라 행복으로 마음이 가득합니다.
세상에 어떤 것이 우리 아기보다 예쁠까요? 세상에 어떤 것이 우리 아기보다 귀여울까요?
세상에서 가장 순수하고 고귀한 우리 아기, 나도 기쁨이라고 불러 봅니다.
귀염둥이라고 불러 봅니다. 천사라고 불러 봅니다. 사랑과 행복이라고 불러 봅니다.

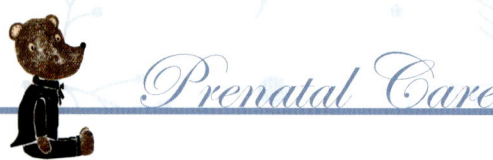

## 아빠 태교

### ‥기뻐하는 마음을 보여 주세요

임신 소식을 들었을 때 누구보다 기뻐하고 함께 축하해 주세요. 아빠로서의 책임감에 마음이 무거워질 수도 있지만 이 순간만큼은 기쁘고 뿌듯해하는 모습을 보여 주세요.

아내도 설레고 두렵기는 마찬가지랍니다. 남편의 기쁜 마음을 느낀 아내는 임신 소식을 더 감동스럽게 받아들일 수 있습니다. 마음을 담은 편지와 함께 꽃다발이나 아내가 좋아하는 책, 음악 CD 등을 선물하면서 둘만의 의미 있는 시간을 만들어 보세요.

### ‥임신 소식을 전해 보세요

임신 소식을 누구에게 언제, 어떤 방법으로 전할지 아내와 의논해 보세요. 임신 소식을 알게 된 주위 사람들은 함께 기뻐하고 아내의 편이 되어 줄 것입니다. 적절한 도움을 받는 것은 아내와 아기에게 좋은 영향을 줍니다. 주위 사람들과 유대 관계를 잘 맺고 있는 임신부의 아기는 출생 시 저체중이 될 확률이 낮다는 결과도 있답니다.

### ‥아내와 함께 출산 계획을 세워 보세요

아내의 임신 소식을 듣고 나면 기쁘기도 하지만 한편으로는 걱정과 두려운 마음이 들기도 합니다. 아내와 함께 출산까지의 계획을 함께 세워 보세요. 계획을 세

올 때에는 출산까지의 큰 변화 과정, 태아의 발달 단계에 대한 정보를 찾아 함께 공부해 보는 것도 좋은 방법입니다. 출산과 육아에 관련된 책을 구비해 놓으면 오랫동안 활용할 수 있답니다. 무엇을 어떻게 할지 함께 계획을 세우는 것만으로도 아내의 마음이 든든해질 거예요.

이 밖에 남편이 해야 할 일들은 따로 메모해 두세요. 아내의 병원 정기 검진뿐만 아니라 아내가 신경 써야 할 집안의 행사 등을 잊지 않도록 기록해서 남편이 먼저 챙겨 주면 아내가 더욱 마음 편하게 지낼 수 있어요.

## ·· 아내가 안전하게 지낼 수 있도록 신경 써 주세요

임신 초기에는 유산의 위험이 크므로 무거운 것을 들거나 높은 곳에 올라가는 것은 삼가야 합니다. 아내가 평소 많이 쓰는 물건이나 용품 등은 사용하기 편하고 안전한 곳으로 옮겨 주세요. 혹시나 위험 요인이 없는지 집 안을 둘러보고 아내가 안전한 환경에서 지낼 수 있도록 세심하게 보살펴 주세요.

## ·· 입덧을 할 때에는 더욱 배려가 필요해요

입덧은 모체와 태아의 생명을 보호하기 위한 자연적인 작용의 일부입니다. 아내는 특히 후각에 예민해지는데 술이나 담배 등 집 안에 너무 강한 냄새가 나지 않도록 신경 써 주세요. 특히 아내가 못 먹는 음식은 더욱 조심해야 해요. 입덧을 자극하는 냄새나는 음식을 피하고 신선한 공기를 자주 마실 수 있도록 도와주세요. 단백질과 복합 탄수화물이 풍부하게 들어 있는 음식을 섭취할 수 있도록 하고 곡물 크래커를 간식으로 챙겨 주는 것도 좋답니다. 그리고 조금씩 자주 먹는 것이 입덧에 도움이 된다는 것도 알아 두면 좋아요.

·· 아내가 다닐 병원을 아내와 상의해 보세요

병원을 선택할 때에는 아내가 원하는 곳을 선택하되 유능하고 평판이 좋은 의사가 있는 곳이 좋습니다. 병원은 되도록 집에서 멀지 않은 곳이 좋고 종합 병원을 선택할지 개인 병원, 산부인과 전문 병원을 선택할지 장, 단점을 잘 살펴서 선택하는 것이 좋습니다.

·· 태명을 지어 주세요

배 속의 아기에게 이름을 지어 준다는 것은 아기를 한 사람으로 존중하고 소중하게 여긴다는 뜻입니다. 아기의 이름을 불러 주면 아기의 존재감이 커지고 배 속에서부터 한 사람의 인격체로 자라게 됩니다. 이름을 부르면 정겹게 이야기를 나눌 수 있고 아기와 더욱 친해질 수 있습니다.

태명은 부르기 쉽고 엄마 아빠의 사랑이 담긴 이름이 좋아요. 예를 들어 부부의 이름에서 한 글자씩 따서 짓기도 하고, 계절, 꽃 같은 자연을 이용해서 '별이'와 '봄봄이' 같은 이름을 지을 수도 있어요. 또한 '힘찬이', '튼튼이'처럼 엄마 아빠가 바라는 마음을 담아 이름을 지을 수도 있어요.

·· 태담을 시작할 때 어색한 건 당연해요

많은 예비 아빠들이 태담을 처음 시작하려고 할 때 어색하고 쑥스러운 기분이 든다고 해요. 태담은 정해진 형식이 없어요. 편안한 마음으로 아빠의 스타일대로 아기에게 마음을 전한다고 생각하면 됩니다. 먼저 아기의 태명을 부르면서 다정하게 인사를 하는 것부터 시작해 보세요. 그다음엔 아기를 기다리는 아빠의 마음을 전하고 날씨나 계절의 변화를 이야기해도 좋아요. 소소한 아빠의 일상을 전하는 것만으로도 훌륭한 태교가 됩니다.
처음에는 어색하고 쑥스러울 수 있으니 동화책이나 좋은 글귀를 편하게 읽어 줘도 좋아요. 아빠의 목소리를 자주 들려주면 아기는 아빠의 목소리를 기억하고 아빠의 존재를 느끼며 자란답니다.

## ·· 태교 일기를 적어 보세요

아내와 함께 아기에게 이야기하듯 태교 일기를 시작해 보세요. 태교 일기는 일정한 형식이 있는 것이 아니기 때문에 부담 없이 자유롭게 쓰면 됩니다. 평상시 있었던 일, 아기에게 해 주고 싶은 말, 태교 과정 등을 남겨 보세요. 초음파 사진이나 엄마의 배부른 사진, 엄마 아빠의 사진을 붙여도 좋아요. 부부에게는 출산 과정이 오래오래 추억으로 남을 수 있고 훗날 아기에게는 엄마 아빠의 사랑을 느낄 수 있는 사랑의 책이 될 거예요.

## ·· 친환경 재료로 된 음식을 먹을 수 있게 도와주세요

엄마가 먹는 음식은 태반을 통해 그대로 아기에게 갑니다. 독소와 화학 첨가물이 든 음식은 피하는 것이 좋으므로 장을 볼 때에는 친환경 재료를 살 수 있도록 신경 써 주세요. 임신 기간 동안에는 인스턴트 음식을 피하고 백설탕, 연어, 율무, 녹두, 팥, 수입 열대 과일 등도 피하는 것이 좋아요. 그리고 유산율이 높은 임신 초기에는 카페인, 탄산수, 탄산음료 등도 가급적 멀리하는 것을 권합니다.

## ·· 아내의 변화를 눈여겨보아 주세요

임신 초기에는 아내가 신체적으로 가장 급격한 변화를 겪는 시기이면서 유산의 위험도 높은 때라 세심한 주의가 필요합니다. 가장 중요한 것은 아내가 마음을 편하게 가질 수 있게 하는 것입니다. 호르몬의 영향으로 아내의 감정 변화가 심해지고, 입덧을 하는 시기라 무척 예민할 때입니다. 아내의 변화를 눈여겨보면서 아내에게 생활을 맞출 수 있도록 노력해야 할 시기입니다.

아내가 스트레스를 받지 않도록 마음을 써 주면서 평상시 아내가 좋아하는 취미 생활을 함께 하는 것도 좋은 방법입니다. 대화를 자주 나누어 아내의 마음이 어떤지 귀담아들어 주세요.

## 국민행복카드를 신청하세요

임신부에게 100만 원 정도의 혜택을 주는 바우처 국민행복카드를 신청하세요. 국민행복카드는 보건복지부에서 시행하는 것으로, 임신부에게 건강한 태아의 분만과 산모의 건강 관리를 위하여 진료비 일부를 지원하는 제도입니다. 임신 1회당 100만 원을 이용할 수 있으며, 다태아 임신을 한 경우는 140만 원을, 분만 취약자는 20만 원을 추가로 받기도 합니다.

자세한 내용과 신청 방법은 국민행복카드(www.voucher.go.kr) 홈페이지에서 찾아보면 됩니다.

## 아빠 *Diary*

(아빠 손글씨로 편지를 써 주세요)

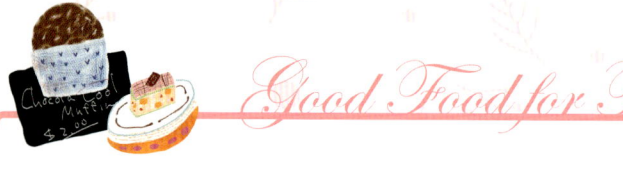

## 음식 태교

### ·· 음식 태교의 의미

음식 태교는 임신부가 태아의 성장 발육에 필요한 영양분을 골고루 섭취하는 것을 말합니다.

태아는 엄마가 먹는 음식에서 모든 영양을 공급받기 때문에 엄마의 영양 상태가 좋아야 태아도 건강하게 잘 자랄 수 있습니다. 그렇기 때문에 엄마는 음식 태교에 정성을 다해야 합니다. 인스턴트 음식은 피하고, 천연 재료에 천연 양념을 쓴 음식을 섭취하는 것이 좋습니다.

### ·· 입덧을 완화시키는 주스를 마셔요

임신 후 가장 먼저 나타나는 증상이 입덧입니다. 입덧은 공복 상태에 많이 생기므로 음식을 조금씩 여러 번 먹는 것이 좋습니다.

또한 구토가 생길 때에는 수분을 보충해 주면 좋습니다. 그러나 한꺼번에 물을 많이 마시면 구토가 더 생길 수 있으므로, 멜론이나 배와 같은 수분이 많은 과일로 부족한 수분을 보충합니다.

입덧을 완화시키는 데에는 생강차가 좋습니다. 멀미 예방에도 좋다고 알려져 있는 생강차는 너무 많이 마시면 해로울 수 있습니다.

거뭇한 갈색점이 있는 바나나를 주스로 마실 경우 멜라토닌과 엽산을 풍부하게 섭취할 수 있어 태아에게도 좋습니다. 모과와 매실, 키위주스도 입덧 완화에 도움이 됩니다.

### ·· 엽산이 든 음식을 많이 먹어요

엽산은 임신 초기에 아주 중요한 영양소입니다. 태아가 착상해서 신경 계통을 형성할 때 꼭 필요한 영양소이기 때문이지요. 임신 초기에 엽산을 섭취하면 신경관결손증(무뇌아, 척추이분증 등)을 예방합니다.

엽산은 잎이 많은 녹색 채소에 들어 있어요. 시금치, 브로콜리, 아스파라거스, 콩 등에 들어 있으며, 과일에는 딸기, 키위, 토마토, 오렌지 등에 들어 있습니다.

### ·· 피해야 할 음식이 있어요

태아와 임신부의 건강을 위해 피해야 할 음식이 있습니다. 미리 알아 두어서 임신 초기부터 조심한다면 더 건강한 아이를 출산할 수 있겠지요.

수은 함유량이 높은 참치는 주 1회 정도만 먹습니다. 수은은 태아의 신경계 발달에 영향을 주기 때문입니다. 일부 식중독균은 태아 감염을 일으킬 수 있으므로 굴, 조개 등 어패류는 꼭 익혀서 먹어야 하고, 계란은 세균 감염 예방을 위해서 노른자까지 완전히 익혀서 먹도록 합니다. 그리고 저온 살균을 안 한 치즈나 설익은 고기도 조심해야 합니다.

또한 비타민 A를 과다 섭취할 경우 태아 기형을 유발할 수 있으니, 임신부용을 제외한 종합 비타민제는 의사와 상의 후에 섭취합니다. 특히 담배와 술은 태아에게 치명적인 영향을 줄 수 있으니 절대 금해야 합니다.

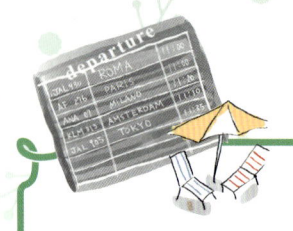

## 태교 여행

### ·· 태교 여행의 의미
임신을 하면 환경의 변화로 임신부의 몸과 마음은 쉽게 지치게 됩니다. 그러므로 태교 여행은 임신부에게 새로운 활력을 주고 심신의 건강에 도움이 되므로 태아에게도 좋은 영향을 줍니다.
태교 여행은 임신 주수와 임신부의 몸 상태에 따라 제약이 있으므로 꼼꼼히 준비하고 떠나야 안전하고 즐거운 여행이 될 수 있습니다.

### ·· 태교 여행 전에 체크할 사항
① 여행을 떠나기 전에 담당 의사와 상의합니다.
② 임신부와 태아에게 좋은 장소를 선택하되 절대 무리가 가지 않는 장소를 선택합니다.
③ 임신 초기와 말기에는 장거리 여행이 위험하므로 장거리 여행은 임신 중기에 가는 것이 좋습니다.
④ 차를 이용할 경우 안전을 위해서 안전벨트를 꼭 착용합니다.
⑤ 장시간 여행 시 운동량이 부족해서 혈액 순환이 안 될 수도 있습니다. 자주 쉬면서 스트레칭을 해 주세요.
⑥ 옷은 편안하고 헐렁한 것을 입고, 굽이 낮고 편한 신발을 신도록 합니다.
⑦ 만약의 위급 상황에 대비해서 의료보험증과 산모 수첩을 챙기도록 합니다. 여행지 근처의 병원을 알아 두는 것도 좋습니다.

·· 임신 초기의 태교 여행

임신 초기는 태아가 엄마 배 속에서 자리를 잡아 가는 시기이므로 유산의 확률이 높은 12주까지는 무리하지 않는 것이 좋습니다. 특히 오랜 시간 같은 자세로 앉아 있는 장거리 여행은 임신부와 태아에게 무리가 가므로 피하는 것이 좋습니다.
임신 초기에는 가까운 공원이나 그늘이 많은 곳, 편히 앉아 쉴 곳이 있는 곳에서 가벼운 산책을 하는 정도가 좋습니다.

·· 태교 여행지

태교 여행은 자연으로 떠나는 것이 좋습니다. 한적한 곳에서 편하게 휴식을 취하면 임신부의 몸과 마음은 상쾌해지고, 맑은 공기는 태아의 두뇌 발달에 필요한 산소를 공급해 줍니다.
여행 일정을 세울 때에는 금세 피로해지는 임신부를 배려해 여유 있게 계획을 세우는 것이 좋겠지요.
또한 여행지의 맛있는 음식을 먹는 것도 여행의 재미를 더해 줍니다. 임신부와 태아를 위해 고단백의 영양 만점 음식이면 더욱 좋겠지요. 여행지 근처의 맛집을 미리 알아 두면 보다 즐거운 여행이 될 수 있습니다.

# Question & Answer

**Question** 임신 초기에 어떤 증상이 나타나지요?

**Answer** 임신 초기에는 확장된 자궁이 방광을 눌러 자주 소변을 보게 되고, 유선이 발달해 유방이 커지면서 욱신거릴 수 있습니다. 호르몬의 변화로 감기와 비슷하게 미열이 나기도 하고, 배에 가스가 차거나 변비가 생길 수도 있습니다.
또 몸이 쉽게 피곤하고 나른하며, 자궁의 활동이 많아져 질 분비물이 늘어나기도 합니다.
하지만 이런 증상들은 임신 초기에 흔히 나타나는 증상으로 크게 걱정하지 않아도 됩니다.

**Question** 왜 자주 우울해질까요?

**Answer** 많은 임신부들이 임신으로 인해 우울증을 경험합니다. 임신을 하면 호르몬의 변화로 감정 기복이 심해져서 우울한 기분을 자주 느끼게 되지요. 그리고 임신부의 심리적인 부담감과 주위 환경의 변화도 우울증의 원인이 되기도 합니다.
그럴 때에는 남편에게 자신의 감정을 솔직하게 말해 보세요. 주위 사람들의 애정과 관심이 우울증 완화에 많은 도움이 됩니다.
또한 가벼운 운동과 취미 생활, 규칙적인 식사도 우울증을 이겨 내는 좋은 방법입니다.

**Question** 임신부의 나이가 많으면 위험한가요?

**Answer** 나이가 많은 임신부의 경우 출산의 위험이 높은 건 사실입니다. 왜냐하면 임신부의 나이가 많을수록 다운증후군을 비롯한 고혈압과 당뇨 등의 위험 요소가 더 많기 때문이지요.

그렇다고 미리 걱정할 필요는 없습니다. 임신부가 건강하다면 나이는 크게 문제 될 것이 없으니까요. 정기적인 검사를 받으면서 의사의 지시를 잘 따른다면 건강한 아기를 출산할 수 있습니다.

**Question** 임신인 줄 모르고 약을 먹었어요

**Answer** 임신 초기에는 임신인 줄 모르고 약을 먹은 경우가 종종 있습니다. 하지만 임신 4주 전에 복용한 약은 태아에게 끼치는 영향이 거의 없습니다. 엄마와 태아의 교감이 이루어지지 않았기 때문이지요. 만약 태아에게 영향이 있을 경우 유산의 형태로 나타납니다.

하지만 임신 4주부터는 태아의 기관이 형성되는 시기이기 때문에 무심코 먹은 약은 태아에게 나쁜 영향을 끼칠 수 있습니다. 임신 초기에 약을 먹었다고 해서 섣불리 판단하기보다는 어떤 약을 복용했는지 의사와 상담하는 것이 먼저입니다.

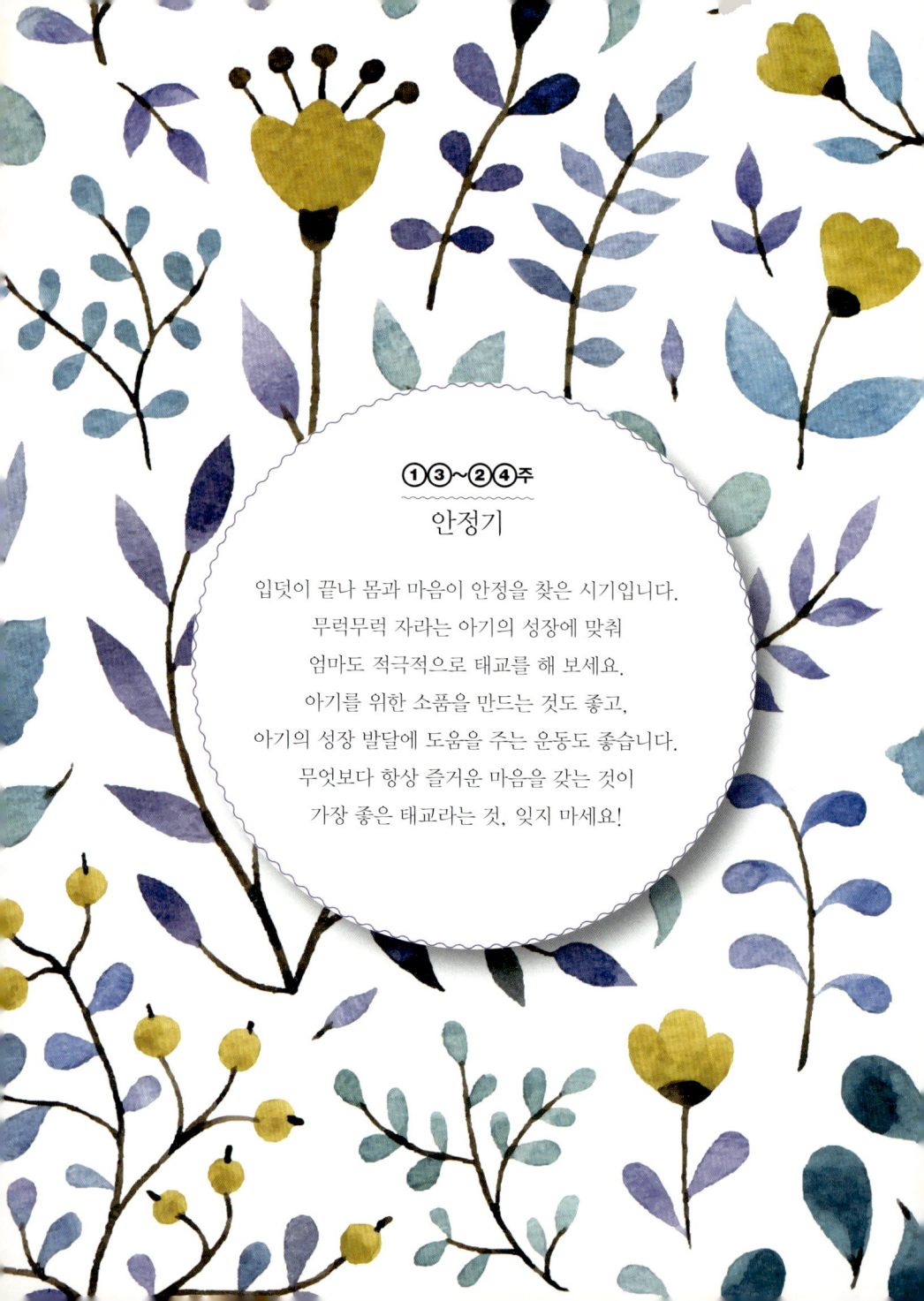

### ①③~②④주
# 안정기

입덧이 끝나 몸과 마음이 안정을 찾은 시기입니다.
무럭무럭 자라는 아기의 성장에 맞춰
엄마도 적극적으로 태교를 해 보세요.
아기를 위한 소품을 만드는 것도 좋고,
아기의 성장 발달에 도움을 주는 운동도 좋습니다.
무엇보다 항상 즐거운 마음을 갖는 것이
가장 좋은 태교라는 것, 잊지 마세요!

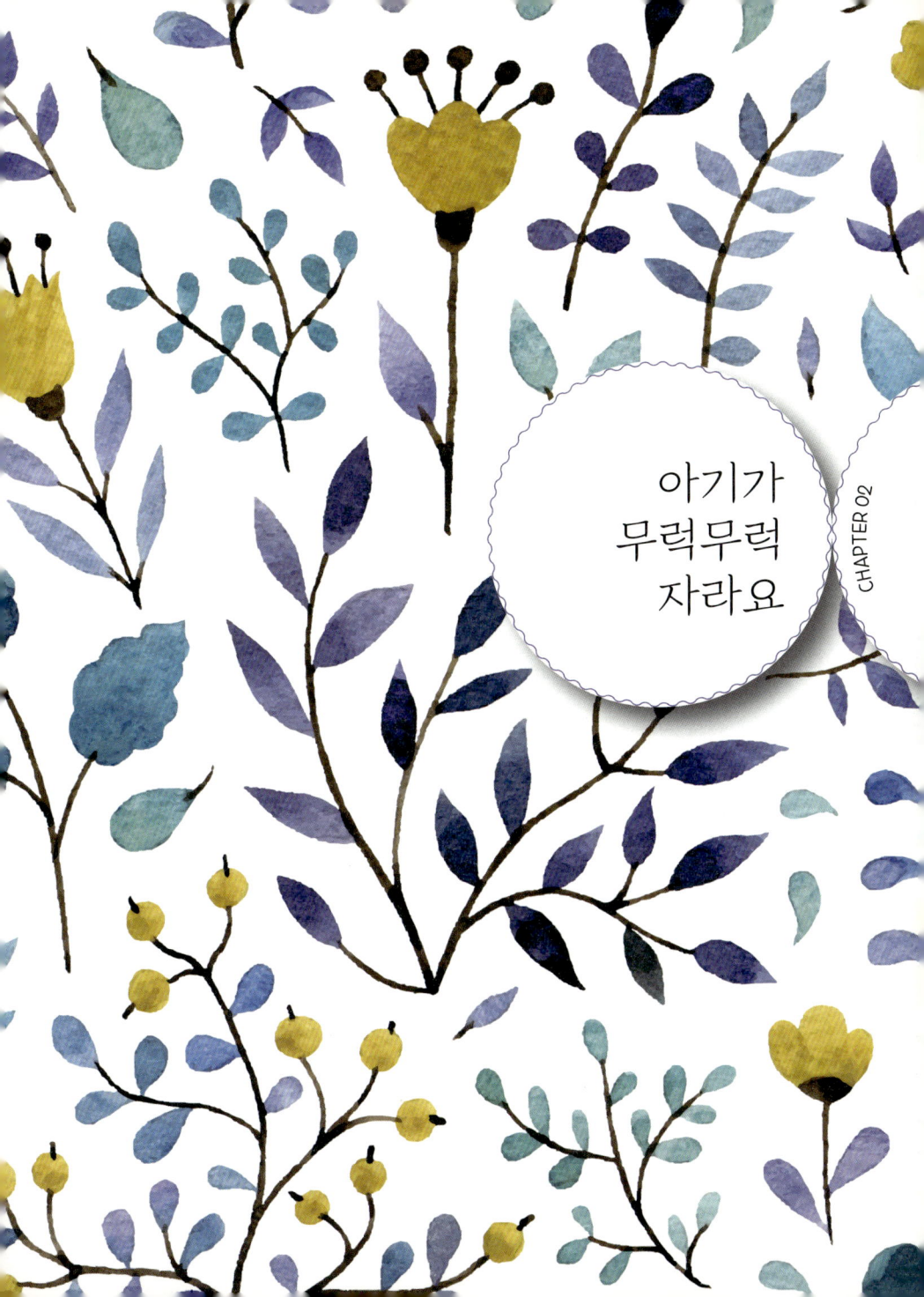

아기가
무럭무럭
자라요

CHAPTER 02

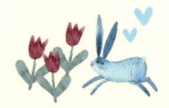

♥
임신 16주 정도가 되면
아기의 뇌가 발달하여
기쁨, 불안 등의 감정이 생긴답니다.
아기를 위해 엄마는
항상 즐거운 마음을 갖도록 합니다.


♥
아기에게 아름다운 이야기를 들려주세요.
마음에서 감동을 느낄 때 나오는 다이돌핀은
엔도르핀보다 4,000배나 효과가 높다고 합니다.
다이돌핀은 우리 몸의 면역 체계에 긍정적인 영향을 주어
엄마와 아기에게 건강과 활력을 줍니다.


♥
내용과 그림이 아름다운 그림책을 읽어 주세요.
그림책을 읽어 주면 아기의 청각이 발달할 뿐만 아니라
뇌세포가 발달돼 창의력과 상상력도 풍부해집니다.
그림책을 읽어 줄 때에는 내용뿐만 아니라
엄마의 생각과 느낌을 곁들여 이야기하는 것도 좋습니다.

·· 사랑 동화
# 미녀와 야수

어느 도시에 부자 상인이 세 명의 딸과 함께 살고 있었어요. 그런데 어느 날, 상인의 배가 태풍에 떠내려가는 바람에 상인은 가난뱅이가 되고 말았어요. 시골로 이사를 가게 되자 속상한 두 언니들은 만날 투덜거렸어요.

하지만 마음씨 고운 막내딸은 상심한 아버지를 위로하며 묵묵히 집 안일을 했어요.

얼마 후 상인은 배를 찾기 위해 길을 떠났어요.

"얘들아, 내가 돌아올 때 선물을 사 오마. 갖고 싶은 것을 말해 보아라."
두 언니들은 새 옷과 화려한 액세서리를 부탁했지만 막내딸은 아버지가 무사히 다녀오기만 바라면서 장미꽃 한 송이를 부탁했어요.
하지만 상인의 배는 또다시 세찬 파도에 떠내려갔어요.
절망한 상인은 터벅터벅 집으로 돌아가다 어두운 밤길을 헤매게 되었어요.
정신을 잃은 상인이 눈을 떴을 때, 눈앞에는 아름다운 장미 꽃밭이 펼쳐져 있는 게 아니겠어요!
반가운 마음에 상인이 장미꽃 한 송이를 꺾자 어디선가 무시무시한 야수가 나타났어요.
"감히 내 장미를 함부로 꺾다니! 가만두지 않겠다!"
으르렁대는 야수를 보자 상인은 온몸이 부들부들 떨렸어요.
"장미꽃을 좋아하는 막내딸이 생각나서 그랬소. 한 번만 용서해 주시오."
상인의 말에 야수는 잠시 생각을 하더니 말했어요.
"딸이 셋이란 말이지? 그럼 딸들 중에 당신 대신 벌을 받으러 오는 딸이 있다면 당신을 용서해 주겠소. 하지만 대신 오겠다는 딸이 없으면 당신이 다시 와야 하오."

집에 돌아온 상인은 딸들에게 야수를 만난 이야기를 털어놓았어요.
언니들은 막내 때문이라며 모든 잘못을 막내에게 돌렸어요.
막내딸은 아버지가 꺾어 온 장미꽃을 받아든 채 눈물을 뚝뚝 흘리면서 말했어요.
"아버지를 다시 보낼 수는 없어요. 제가 야수의 성으로 가겠어요."
아버지는 야수의 성에 들어가면 영원히 나올 수 없다고 말렸지만 막내딸은 마음을 바꾸지 않았어요.
다음날 아침 일찍 길을 떠난 막내딸은 깊은 숲속에 있는 야수의 성에 도착했어요. 겁이 난 막내딸은 조심스레 성 안으로 들어갔어요.
그런데 마치 보이지 않는 손이 막내딸은 이끄는 것 같았어요.
문득 정신을 차리고 보니 막내딸은 어느새 맛있는 음식이 차려진 식탁에 앉아 있었어요.
"아버지를 대신해서 이곳에 혼자 오다니……. 마음씨가 고운 딸이군요."
막내딸은 맞은편에 앉아 있는 야수를 보고 깜짝 놀랐어요.
무시무시한 야수의 모습에 당장이라도 뛰쳐나가고 싶었지만 다리가 후들후들 떨려서 꼼짝할 수가 없었어요.
"이런……. 내가 놀라게 했군요. 맛있게 드시고 편히 쉬시오."

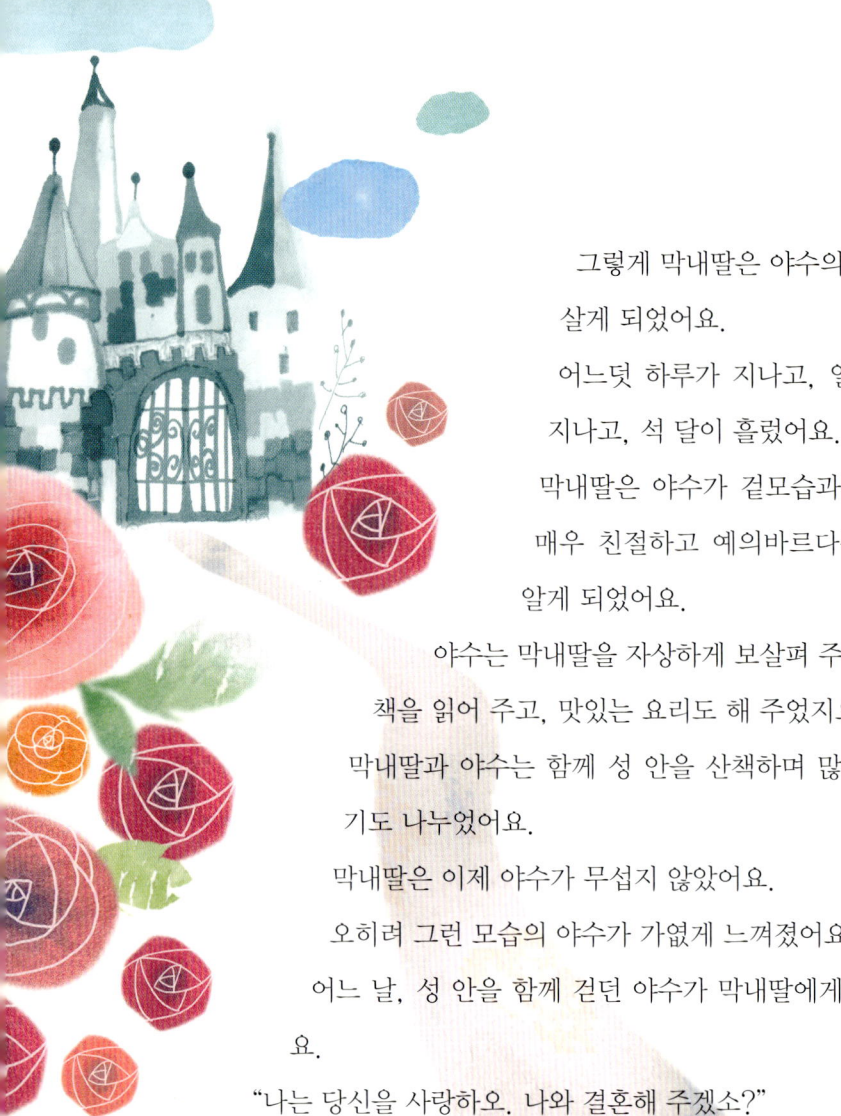

그렇게 막내딸은 야수의 성에서 살게 되었어요.
어느덧 하루가 지나고, 일주일이 지나고, 석 달이 흘렀어요.
막내딸은 야수가 겉모습과는 달리 매우 친절하고 예의바르다는 것을 알게 되었어요.
야수는 막내딸을 자상하게 보살펴 주었어요.
책을 읽어 주고, 맛있는 요리도 해 주었지요.
막내딸과 야수는 함께 성 안을 산책하며 많은 이야기도 나누었어요.
막내딸은 이제 야수가 무섭지 않았어요.
오히려 그런 모습의 야수가 가엾게 느껴졌어요.
어느 날, 성 안을 함께 걷던 야수가 막내딸에게 말했어요.
"나는 당신을 사랑하오. 나와 결혼해 주겠소?"
막내딸은 아무 말도 못하고 얼굴이 창백해졌어요.
"아, 정말 미안하오. 이런 흉측한 얼굴로 아름다운 당신과 결혼하려고 하다니!"
야수의 슬픈 표정에 막내딸은 마음이 아팠지만 야수와 결혼하고 싶지는 않았어요.
막내딸은 성에서 보내는 시간이 즐거웠지만 아버지와 언니들이 무척 그리웠어요.
막내딸의 마음을 안 야수는 막내딸을 집에 보내 주었어요.
"일곱 밤이 지나면 다시 돌아와야 하오. 꼭이오."
막내딸은 약속을 하고 부랴부랴 집으로 돌아왔어요.
막내딸을 본 상인은 기뻐서 어쩔 줄을 몰랐지만, 언니들은 막내가 잘 지낸다는 이야기에 질투가 났어요.
그래서 일부러 일곱 밤을 넘기고, 또 며칠이 지나도록 막내를 붙잡았어요.
한편 야수는 막내딸이 돌아오기만을 손꼽아 기다렸어요.
하지만 약속한 날이 훨씬 지나도록 막내딸이 오지 않자 야수의 심장은 조금씩 금이 가기 시작했어요.
어느 날 밤, 막내딸은 야수가 쓰러져 있는 꿈을 꾸었어요.
걱정이 된 막내딸은 날이 밝자마자 성을 향해 뛰었어요.
"야수님, 야수님!"

아무리 외쳐도 야수는 대답이 없었어요.

성 안의 꽃들도 모두 시들어 있었어요.

막내딸은 정신없이 야수를 찾아 헤매다가 연못가에 쓰러져 있는 야수를 발견했어요.

그러고는 죽어 가는 야수를 안고 눈물을 흘렸어요.

"야수님, 제가 야수님을 얼마나 사랑하는지 이제야 알게 되었어요. 그러니 제발 눈을 떠 보세요."

막내딸의 진정한 사랑의 눈물은 야수의 심장으로 스며들었어요.

그러자 성 안의 꽃들이 하나둘씩 다시 피어나더니 야수가 멋진 왕자님으로 변하는 것이었어요.

"정말 고맙소. 나쁜 요정의 저주에 걸려서 야수가 되었는데 당신의 사랑이 담긴 눈물이 나를 구해 주었소."

그 후 막내딸은 왕자와 행복하게 살았어요.

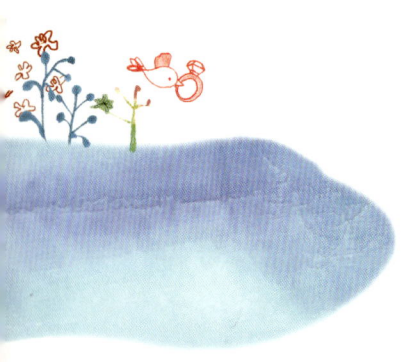
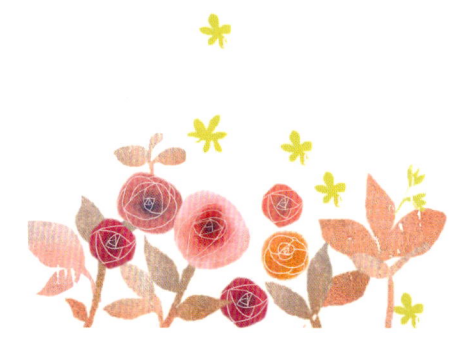

# 아가야,
## 아빠야

(아빠 목소리로 들려주세요)

꽃처럼 어여쁜 아가야,
이 세상은 눈에 보이는 것만이 전부가 아니란다.
특히 사람은 겉모습만 보고 판단해서는 안 된단다.
보이는 모습이 예쁜 사람보다는
마음이 예쁘고 고운 사람을 만나야
네 삶이 더 행복해질 수 있단다.
누구의 마음이 착하고 고운지 알려면
네 자신부터 마음이 맑아야 해.
막내딸의 마음이 착하고 예쁘기 때문에
야수를 진정으로 사랑할 수 있었던 거야.
상대방의 모든 것이 아름답게 보이는 걸 보면
사랑의 힘은 참 대단하지!

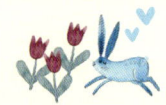

♥
임신 18주가 되면
아기는 본격적으로 태동을 시작합니다.
자궁이 커져 아기는 다양한 활동을 할 수 있어요.
발로 차거나 찔러 자신의 존재를 엄마에게 알리지요.


♥
태아는 오감 중에 청각이 가장 먼저 발달합니다.
우뇌와 좌뇌를 골고루 발달시키는 음악 태교를 해 보세요.
클래식뿐만 아니라 엄마가 좋아하는 다양한 음악을 들려주면
아기의 음감과 리듬감을 키울 수 있어요.


♥
태교의 궁극적인 목적은 사랑입니다.
아기에게 자주 사랑한다고 말해 주세요.
진한 감동이 아기에게 전해져
사랑을 표현할 줄 아는 아이로 자랄 거예요.

배려 동화
## 거인의 정원

거인의 정원은 정말 아름다웠어요.
넓은 마당에는 부드러운 잔디가 깔려 있고 온갖 예쁜 꽃들이 활짝 피어 있었지요.
거인이 집을 비운 사이 아이들은 거인의 정원에서 마음껏 뛰며 신나게 놀았어요.
새들도 덩달아 신이 나서 즐거운 노래를 불렀어요.
거인의 정원은 아이들의 웃음과 행복이 가득한 즐거운 놀이터였어요.
그러던 어느 날, 거인이 돌아왔어요.

거인은 자신의 정원에서 놀고 있는 아이들을 보고 무시무시한 표정을 지으며 화를 냈어요.
"누가 내 정원에서 놀라고 했어? 당장 나가지 못해?"
깜짝 놀란 아이들은 허둥지둥 도망갔어요.
자신의 정원에 함부로 들어온 아이들 때문에 거인은 무척 화가 났어요.
《이곳에 아무도 들어오지 못함!》
거인은 커다랗게 팻말을 세우고 높다랗게 담도 쌓았어요.
그 모습을 본 아이들은 무척 슬펐어요.
"쳇, 거인 아저씨는 욕심쟁이야."
"맞아, 저기서 놀면 참 좋은데……."
아이들은 거인의 정원이 그리웠어요.
거인의 정원만큼 신나고 재미있는 놀이터는 그 어디에도 없었거든요.
어느새 계절이 바뀌어 겨울이 지나고 봄이 되었어요.
마을 곳곳에 꽃이 피고 새들이 찾아왔어요.
하지만 거인의 정원은 아직 겨울이었어요.
새들도 거인의 정원에 찾아오지 않았고 나무들도 꽃을 피우지 않았어요.
쌩쌩 부는 매서운 바람에 나무가 꽁꽁 얼고 굴뚝이 무너지기도 했어요.

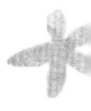

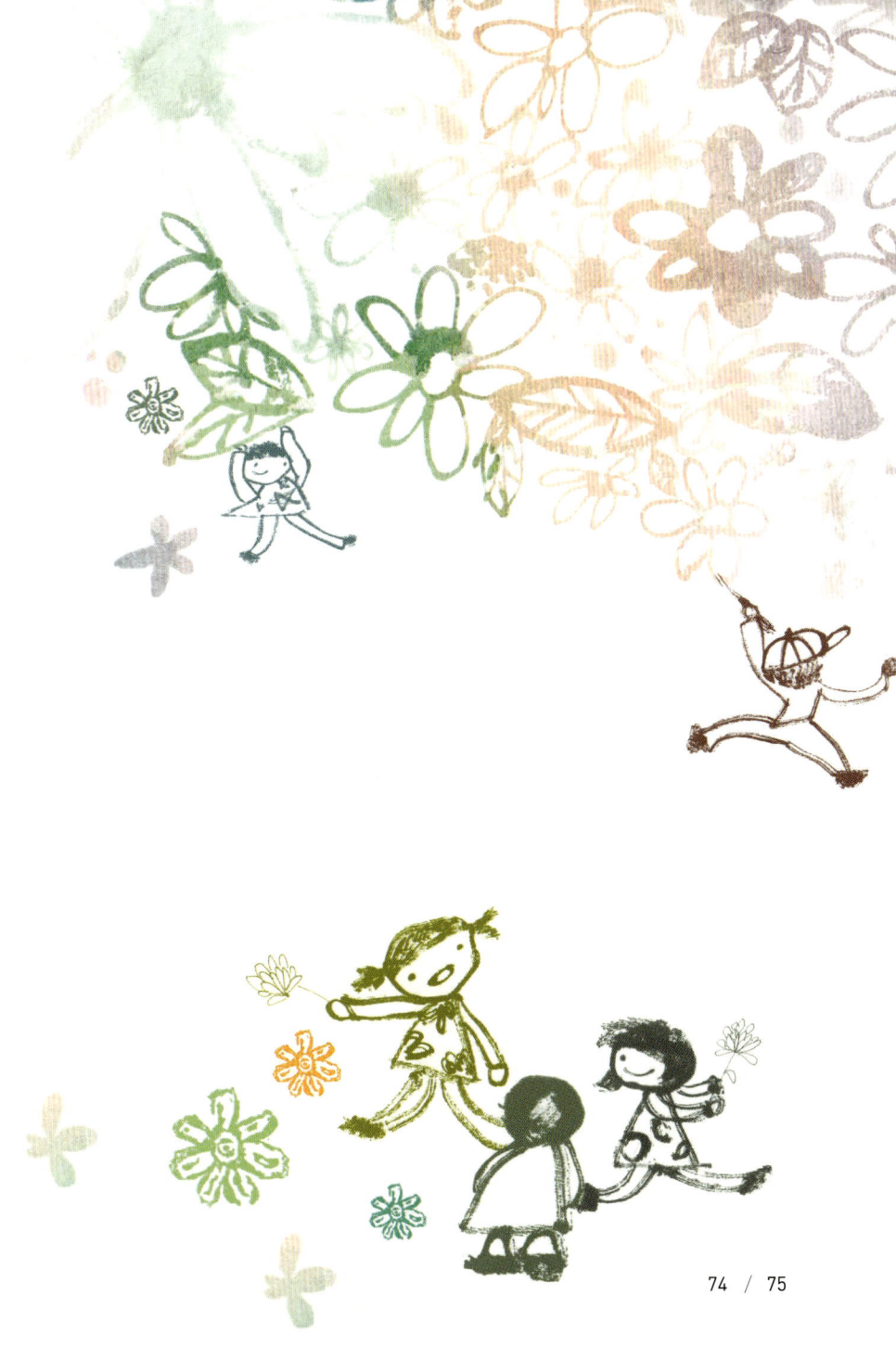

"정말 이상하군. 봄이 올 때가 됐는데 왜 이렇게 늦게 오는지 모르겠네."

거인이 추위에 몸을 오들오들 떨면서 말했어요.

겨울이 계속되자 거인은 봄이 그리웠어요.

온갖 꽃이 활짝 피는 아름다운 자신의 정원이 무척이나 그리웠어요.

"왜 봄이 안 오는 거지? 으, 추워!"

그때 밖에서 새소리가 들려왔어요.

그것은 작은 홍방울새의 노랫소리였어요.

후닥닥 일어나 밖을 내다본 거인은 깜짝 놀랐어요.

담에 난 작은 구멍으로 들어온 아이들이 자신의 정원에서 놀고 있는 게 아니겠어요!

그러자 얼었던 나무에 꽃이 피고 쌓인 눈이 스르르 녹으면서 연둣빛 새싹들이 파릇파릇 돋아났어요.

새의 노랫소리가 정원에 울려 퍼지자 펑펑 내리던 눈이 뚝 그쳤어요.

아이들을 다시 만난 정원은 예전처럼 아름다운 꽃을 피우고 새들을 불러 모았어요.

거인은 따뜻한 봄이 찾아오자 기쁜 마음에 정원으로 뛰어나갔어요.

하지만 거인을 본 아이들은 겁을 먹고 정원 밖으로 도망쳤어요.

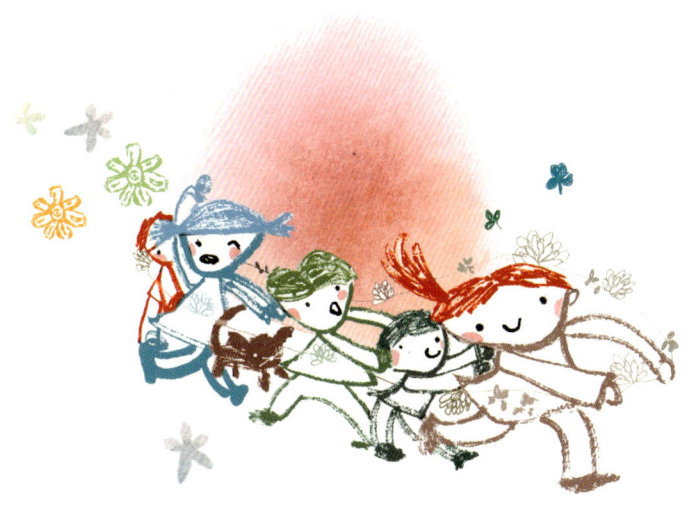

그러자 활짝 피었던 꽃들이 시들고, 지저귀던 새들도 날아가고, 다시 차가운 겨울바람이 불기 시작했어요.
아이들이 떠나자 다시 겨울이 돌아온 거예요.
거인은 그제야 깨달았어요.
"내 정원에 왜 봄이 오지 않았는지 이제 알겠군. 아이들이 없으니 봄이 오지 않은 거야. 내가 너무 욕심을 부렸어."
거인은 성큼성큼 밖으로 나가 팻말을 떼어 버리고 담장도 허물었어요.

"얘들아, 이제 정원에서 마음껏 뛰어놀아라!"

아이들은 거인의 말에 놀랐어요.

하지만 환하게 웃는 거인을 보자 아이들은 환호성을 지르며 정원으로 뛰어왔어요.

이제 아이들은 날마다 거인의 정원에서 거인과 함께 신나게 뛰어놀았어요.

그 후로 아름다운 거인의 정원에는 행복하게 뛰어노는 아이들로 가득했답니다.

## 아가야, 아빠야

(아빠 목소리로 들려주세요)

♥

좋은 것만 주고 싶은 아가야,
이야기 재미있게 잘 들었니?
아빠도 우리 아가 손잡고 거인의 정원에 놀러 가고 싶구나.
아빠가 꿈꾸는 거인의 정원은 이런 곳이란다.
아이들이 신나게 뛰어놀고
아이들의 노래와 웃음소리가 가득하고
어떤 아이나 평등하고 차별받지 않는 곳 말이야.
아마 거인 아저씨도 아빠랑 같은 마음일 거야.
네가 태어나면 그런 정원에서 살도록 아빠도 노력할게.

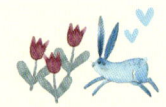

♥
서로를 아끼는 사이좋은 부부의 모습을 보여 주세요.
남편은 아내에게 아낌없는 사랑을 표현하고
아내는 남편의 배려에 고마움을 느끼는 모습은
아기에게 좋은 태교가 된답니다.

♥
아기를 위해 노력하는 자신에게 칭찬을 해 주세요.
하루에 한 번씩 스스로에게 하는 칭찬은
엄마에게는 용기를 주고
아기에게는 엄마에 대한 자부심을 갖게 해 줍니다.

♥
집 안 곳곳에 좋아하는 그림을 붙여 놓고
작은 갤러리를 만들어 보세요.
그림은 엄마의 마음을 평온하게 하고
아기의 예술적 감성을 자극한답니다.

·· 감사 동화
# 크리스마스 캐럴

크리스마스이브, 거리에는 크리스마스 캐럴이 울려 퍼지고 사람들은 함박 웃음을 지으며 "메리 크리스마스!" 하며 인사를 나누었어요.
하지만 이런 모습을 못마땅해하는 사람이 있었어요.
바로 구두쇠 스크루지였지요.
"크리스마스가 뭐가 좋다고 저렇게 야단이야? 돈이 나오는 것도 아닌데 말이야."
스크루지가 불평을 하고 있을 때 그의 조카가 스크루지의 가게 안으로 들어왔어요.

"스크루지 아저씨, 메리 크리스마스! 내일은 크리스마스니까 저희 집에 오셔서 같이 식사해요."
"돈도 없는 녀석이 크리스마스라고 놀 생각만 하고 있어. 가서 일이나 해."
스크루지는 조카를 내쫓았어요.
잠시 후, 천사 옷을 입은 아이들이 스크루지의 가게로 몰려왔어요.
"할아버지, 메리 크리스마스! 저희들은 가난한 친구를 위해서 돈을 모으고 있어요. 동전이라도 좋으니 도와주세요."
모두들 잔뜩 기대에 찬 표정이었지요.
하지만 스크루지는 돈이 없다면서 매정하게 아이들을 내쫓았어요.
그날 밤이었어요.

스크루지가 막 잠이 들 무렵, 갑자기 문이 심하게 덜컹거렸어요.
그리고 세찬 바람이 불어오더니 '번쩍' 하고 누군가 나타났어요.
"누, 누구세요?"
스크루지는 놀라서 소리쳤어요.
"나는 과거의 크리스마스 유령이다.
나를 따라오너라."
유령은 어디론가 스크루지를 데리고 갔어요.
그곳은 아주 어둡고 누추한 방이었어요.
"저 아이가 바로 너의 어릴 적 모습이다."
유령의 말에 스크루지는 깜짝 놀라서
아이에게 다가갔어요.

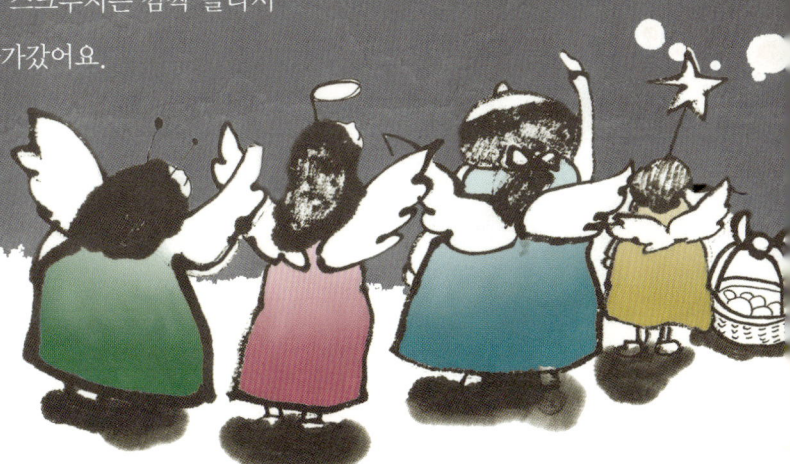

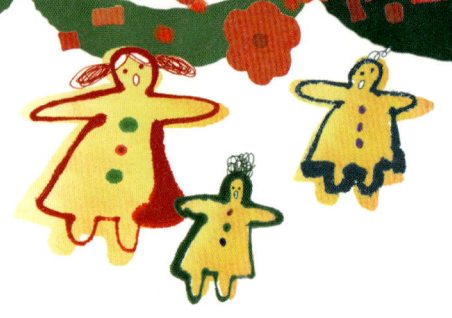

누더기 옷을 입은 아이는 행복해 보였어요.

"너는 가난했지만 마음은 따뜻한 아이였어. 지금은 돈밖에 모르는 구두쇠가 되었지만!"

유령의 말에 스크루지가 대답했어요.

"맞아요! 나도 저런 어린 시절이 있었지요. 그런데 지금은 왜 이렇게 되었는지 모르겠어요."

생각에 잠긴 스크루지 앞에 두 번째 유령이 나타났어요.

"나는 현재의 크리스마스 유령이다. 너에게 보여 줄 것이 있다."

유령은 스크루지를 어느 집으로 데리고 갔어요.

집 안에는 사람들이 다정하게 둘러앉아 행복한 표정으로 노래를 부르고 있었어요.

그 집은 바로 스크루지의 조카네 집이었어요.

"오늘 같은 날, 스크루지 삼촌도 함께 있으면 좋을 텐데. 우리, 스크루지 삼촌을 위해 기도해요."

조카가 안타까운 목소리로 말했어요.

"그래요, 당신 삼촌은 정말 불쌍해요. 돈은 많지만 이런 날 혼자 지내다니!"

조카의 부인이 두 손을 모으며 말했어요.

이 모습을 지켜보던 스크루지는 눈물을 글썽거렸어요.

"조카가 나를 위해 기도를 하고 있어……."

이번엔 까만 옷을 입은 세 번째 유령이 나타났어요.

"나는 미래의 크리스마스 유령이다."

유령은 어느 무덤가로 스크루지를 데려갔어요.

그곳에는 사람들이 모여 있었어요.

"그 지독한 구두쇠가 죽었대요. 하느님이 벌을 내리신 거예요."

"맞아요! 피도 눈물도 없는 오로지 돈밖에 모르는 늙은이였어요."

스크루지가 고개를 갸웃거리며 물었어요.

"누가 죽었는데 사람들이 저렇게 욕을 하지요?"

유령이 가리킨 무덤을 보고 스크루지는 깜짝 놀랐어요.

그곳에는 '구두쇠 스크루지 잠들다'라고 쓰여 있었거든요.

"저, 정말 내 무덤이란 말이에요? 사람들이 욕하는 것이 나라고요? 아, 안 돼요. 안 돼! 제가 잘못했어요. 이제부터는 어려운 사람들을 도우며 착하게 살겠어요. 더 이상 구두쇠로 살지 않겠어요."
스크루지는 유령에게 매달리며 울부짖었어요.
그러다 눈을 번쩍 떴어요.
밝은 햇살이 눈부시게 비추는 아침이었어요.
"아! 꿈이었어. 정말 다행이야. 이제부터는 정말 착하게 살아야지."
스크루지는 안도의 숨을 내쉬었어요.
그러고는 창문을 활짝 열고 지나가는 사람들에게 큰 소리로 인사했어요.
"메리 크리스마스! 메리 크리스마스!"

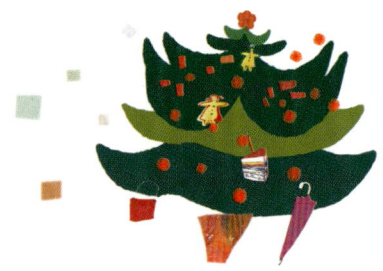

## 아가야, 아빠야

(아빠 목소리로 들려주세요)

♥

엄마 아빠의 기쁨인 아가야,
스크루지 할아버지에게 일어났던 일이 꿈이어서 다행이구나.
자신의 과거와 현재, 미래를 본 스크루지 할아버지는
자신의 삶을 뉘우치게 되었지.
지나간 과거는 바꿀 수 없지만
현재와 미래는 자신의 노력으로 바꿀 수 있단다.
이제 스크루지 할아버지는 새로운 삶을 살게 될 거야.
사랑스런 아가야,
스크루지 할아버지처럼 재물에만 욕심을 내지 말고
오늘도 감사하며 살자.

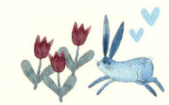

♥
거울을 보고 스스로에게 예쁘다고 말해 보세요.
생명을 잉태한 엄마의 모습은
이 세상 누구보다 아름다우니까요.
당당한 엄마의 모습은 아기에게도 멋진 태교가 된답니다.

♥
간단한 체조로 몸과 마음에 활력을 넣어 주세요.
체조는 뭉친 근육을 풀어 주며,
임신부의 체중 조절과 출산에 도움을 주지요.
또한 아기의 성장 발달에도 좋습니다.

♥
예쁘고 고운 말을 쓰세요.
아기는 엄마의 말을 다 듣고 있어요.
마음이 고운 아이로 자랄 수 있도록
아름다운 언어로 말해 주세요.

··우정 동화
# 눈의 여왕

마음이 아주 사악한 마녀가 살았어요.

마녀는 세상을 어지럽히려고 이상한 거울을 만들었어요.

이 거울은 아름다운 것도 추하게 보이게 하고, 착한 마음도 삐뚤어지게 만들었지요.

어느 날, 하늘을 날던 마녀가 실수로 거울을 떨어뜨렸어요.

산산조각 난 거울은 사람들의 눈과 가슴에 박혀 모든 것을 나쁘게만 보고 마음도 얼음처럼 차갑게 변하게 만들었어요.

게르다와 놀던 카이에게도 거울 조각이 박혔어요.

"악! 눈에 뭐가 박혔어! 가슴도 찌를 듯이 아파!"

카이의 비명에 게르다가 놀라서 뛰어왔지만 카이의 눈과 가슴에는 아무것도 없었어요.

그날 이후, 카이는 심술을 부리고 화를 잘 내는 아이로 변했어요.

카이와 가장 친한 친구인 게르다는 갑자기 변한 카이의 모습이 놀랍기만 했어요.

온 세상이 하얗게 눈으로 덮인 어느 날, 흰 옷과 흰 모자를 쓴 눈의 여왕이 나타나 카이가 타고 있는 썰매를 끌고 갔어요.

자신의 성으로 카이를 데려간 눈의 여왕은 카이의 이마에 입을 맞추었어요.

그러자 카이는 지금까지의 모든 기억을 다 잊어버리고 말았어요.

게르다는 카이를 찾으러 길을 떠났어요.

게르다는 자신의 소중한 것들을 희생하면서도 카이를 찾기 위한 노력을 멈추지 않았어요.

한참을 가던 게르다가 잠시 쉬고 있을 때 까마귀 한 마리가 날아왔어요.

"혹시 내 친구 카이를 보았니?"

"얼마 전에 공주님과 결혼한 소년이 있는데 좀 특별했어. 다들 공주

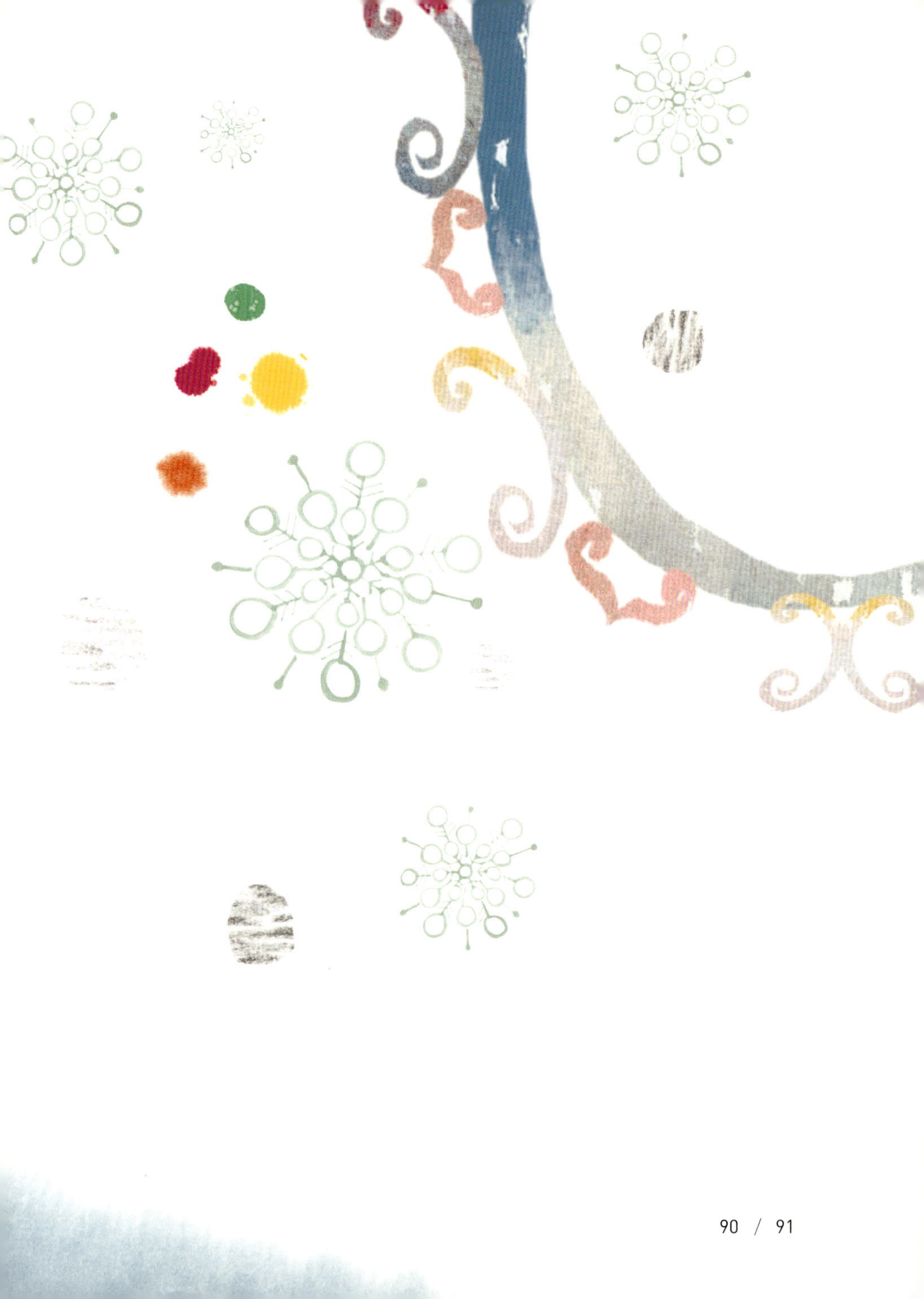

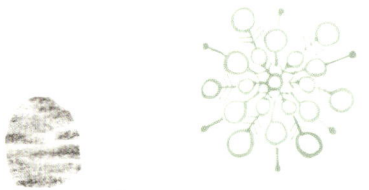

님 앞에서는 바보가 되는데 그 아이는 말도 잘하고 무척 똑똑해 보였어."
"틀림없이 카이일 거야. 빨리 가 보자."
게르다는 까마귀의 도움으로 공주의 방으로 들어갔어요.
하지만 그 소년은 카이가 아니었어요.
게르다는 공주와 소년에게 카이에 대한 이야기를 하며 용서를 빌었어요.
"우리가 도와줄게. 얼른 친구를 찾아!"
공주는 게르다에게 순금으로 된 마차를 내주었어요.
게르다는 공주의 마차를 타고 다시 길을 떠났어요.
그런데 숲속을 달리다 도둑들에게 잡히고 말았어요.
도둑들은 게르다를 팔 것인지, 노예로 쓸 것인지 궁리했어요.
그때 도둑의 딸이 말했어요.
"이 아이는 나랑 친구할 거야!"
게르다는 도둑의 딸에게 자기의 사정을 이야기했어요.
도둑의 딸은 큰 순록과 비둘기를 불렀어요.
"우리가 썰매를 타고 가는 카이를 봤어. 눈의 여왕이 데려갔지."
게르다는 도둑의 딸이 내준 순록을 타고 눈의 여왕이 있는 곳으로 달려갔어요.
멀리 눈의 여왕의 성이 보이자 순록은 게르다를 내려놓았어요.
"나는 여기까지밖에 갈 수 없어. 이제 너 혼자 힘으로 가야 해. 행운을 빌어!"
혼자 남게 된 게르다는 무릎까지 쌓인 눈을 헤치며 걸었어요.
세찬 바람이 불자 몸이 꽁꽁 얼어붙을 것만 같았어요.
눈 속에서 꼼짝 못하게 된 게르다는 간절히 기도를 했어요.
"착한 눈의 요정님! 사랑하는 저의 친구를 찾을 수 있도록 도와주세요!"
그러자 신기하게도 펑펑 내리던 눈송이들이 가루가 되어 흩어졌어요.
게르다는 기운을 내어 눈의 여왕이 사는 성 안으로 들어갔어요.
마침 눈의 여왕은 멀리 여행을 떠나고 없었어요.
카이는 혼자서 여왕이 숙제로 내준 퍼즐을 맞추고 있었어요.
카이를 발견한 게르다는 기뻐서 소리쳤어요.
"카이, 여기 있었구나. 나야 나!"
게르다는 카이를 꼭 껴안았어요.
하지만 카이는 게르다를 밀어냈어요.
"넌 누구니? 나한테 왜 이러는 거야?"

"나야, 게르다. 너랑 가장 친한 친구잖아! 너를 찾아서 여기까지 온 거야."
하지만 카이는 모르겠다는 듯이 고개를 갸우뚱했어요.
'그래, 눈의 여왕이 카이를 저렇게 만든 거야.'
게르다는 기억을 잊어버린 카이를 끌어안고 울음을 터뜨렸어요.
게르다의 뜨거운 눈물이 카이의 가슴을 적셨어요.
그러자 카이의 가슴에 박혔던 거울 조각이 사라졌어요.
"아, 게르다! 나의 사랑하는 친구 게르다!"
게르다를 알아본 카이가 기쁨의 눈물을 흘렸어요.
그러자 눈에 박혔던 거울 조각도 사라졌어요.
게르다의 순수한 사랑과 우정이 사악한 눈의 여왕의 마법을 녹인 것이지요.
"어서 우리가 살던 곳으로 가자."
게르다와 카이는 손을 꼭 잡고 집을 향해 달리기 시작했어요.

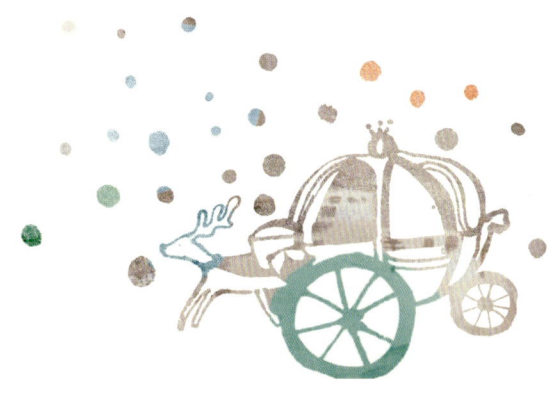

# 아가야, 아빠야

(아빠 목소리로 들려주세요)

♥

엄마 아빠의 기쁨인 아가야,
아빠는 친구를 구하러 떠난 용감한 게르다에게
박수를 쳐 주고 싶구나.
오직 카이를 구해야겠다는 생각에
게르다는 아무것도 두려울 것이 없었지.
게르다를 도와준 사람들도
그녀의 진심어린 우정에 감동했단다.
아빠는 카이가 참 부럽구나.
자신을 위해 목숨을 걸고 달려오는 친구가 있으니까.
우리 아가에게도 이런 친구가 있었으면 좋겠구나.
그럼, 네가 사는 세상은 두려울 게 없을 테니까.

좋은 글
# 사랑에 빠지다

나는 사랑에 빠졌습니다.
세상에서 가장 순결하고, 가장 고결한 이와
사랑에 빠졌습니다.
나의 사랑은 해맑아서
아무것도 아닌 것에 웃음 짓게 합니다.
나의 사랑은 따뜻해서
홀로 핀 꽃 한 송이에게도 말을 걸게 합니다.
나의 사랑은 신비로워서
바람 한 점, 햇살 한 줄기에도 뜻이 있음을 알게 합니다.
나의 사랑은 용감해서
이 세상을 헤쳐 나갈 강한 마음을 줍니다.

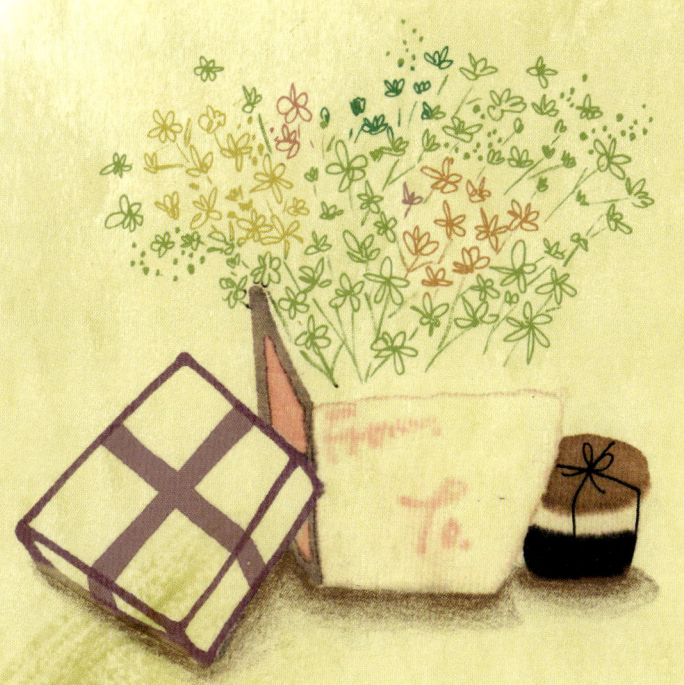
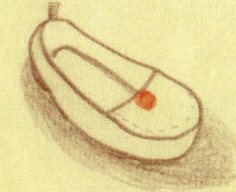
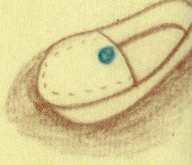

내게 찾아온 이 놀라운 사랑 앞에 나는 경건해집니다.
이제 나는 소중한 사랑을 위하여
아름다운 것에만 눈을 뜨겠습니다.
고운 소리에만 귀를 열고,
입술은 진실만을 노래하겠습니다.
두 손은 옳은 일만 행하고,
두 발은 밝은 곳만 향하겠습니다.
아기와 사랑에 빠진 나는.

··좋은 시
# 부모

김소월

낙엽이 우수수 떨어질 때
겨울의 기나긴 밤,
어머님하고 둘이 앉아
옛이야기 들어라.

나는 어쩌면 생겨 나와
이 이야기 듣는가?
묻지도 말아라, 내일 날에
내가 부모 되어서 알아보랴?

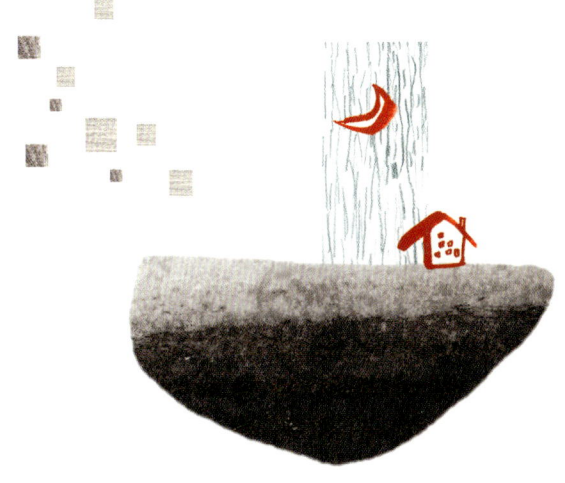

어머니와 마주 앉아 옛이야기를 듣는 풍경이 참 정겹습니다.
아마도 어머니는, 때로는 고단했던 당신의 삶을 이야기하지 않았을까요?
어머니의 이야기를 듣는 '나'는 부모와 자식의 오묘한 관계를 생각합니다.
그리고 어렴풋이 부모의 사랑을 가늠해 보는 듯합니다.
하지만 사람이 겪어 보지 않고는 모르는 일이 있지요.
부모의 마음을 아는 것도 그렇습니다.
이제 알게 되겠지요. 그 사랑이 얼마나 크고 깊은지를.

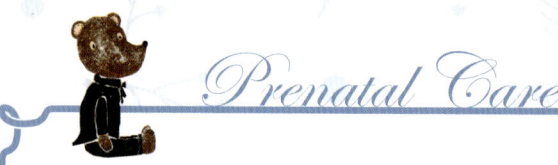

## 아빠 태교

#### ‥ 항상 아내와 아기와 함께하고 있다고 생각해요

태교는 무엇을 가르치는 것이 아니라 엄마 아빠와 아기가 마음을 나누는 것입니다. 늘 아내와 아기와 함께하고 있다는 생각을 가지면 아내와 아기도 그 마음을 느낄 수 있답니다. 함께하는 그 마음이 태교라는 것을 잊지 말고, 아내와 아기에게 사랑을 자주 표현해 주세요. 사랑 가득한 아빠의 태교는 엄마에게는 편안한 마음을 주고 아기에게는 좋은 성품으로 자랄 수 있는 밑거름이 됩니다.

#### ‥ 임신 중 휴대 전화 사용은 최소화해야 해요

전자파는 태아를 비롯해 임신부에게 좋지 않은 영향을 줍니다. 전자파에 오래 노출되면 시력 감퇴와 두통, 불면증을 유발할 수도 있어요. 휴대 전화뿐만 아니라 가급적 전자파에 노출되지 않도록 아빠도 적극 동참해 주세요. 그리고 갑자기 울리는 휴대 전화 벨 소리에 아기가 놀랄 수 있으니 조심해야 해요.

#### ‥ 아내가 스트레스를 받지 않게 배려해 주세요

배 속의 태아에게 가장 안 좋은 영향을 주는 요인은 스트레스랍니다. 스트레스를 받을 때 분비되는 호르몬은 태반을 통해 태아에게 전달되고 태아의 성장을 방해합니다. 아내가 스트레스를 받지 않고 편안한 마음을 가질 수 있게 많이 배려해 주세요. 귀찮은 마음이 들더라도 아내의 이야기에 귀를 기울이고 적절한 스킨십으로 사랑을 표현해 주세요.

#### ·· 환경 호르몬을 피해야 해요

환경 호르몬 비스페놀(BPA)은 가볍고 단단한 플라스틱 용기에 많이 들어 있어요. 평상시 많이 쓰는 음료수병, 컵, 캔 내부 코팅제에도 들어 있어요. 특히 열을 가하면 음료에 섞여서 섭취하게 되어 태아에게도 안 좋은 영향을 끼친답니다. 환경 호르몬에 노출되지 않게 신경을 써 주시고 되도록 일회용품 사용을 하지 않는 것이 좋아요.

#### ·· 태교 여행을 떠나요

임신 4개월 이후에는 안정기에 접어드는 때라서 태교 여행을 떠나는 것도 좋습니다. 태교 여행을 떠날 때에는 되도록 가까운 곳으로 가는 것이 좋고 빡빡한 스케줄보다는 편히 쉬는 여행이 될 수 있도록 계획을 짜는 것이 좋습니다. 태교 여행을 갈 때에는 2시간에 한 번씩 아내가 쉴 수 있도록 배려해 주고, 멀미가 나면 먹을 수 있도록 물과 가벼운 간식을 준비하는 것이 좋아요.

#### ·· 태담으로 좋은 동화책을 골라서 읽어 줘요

아기에게 들려줄 동화책은 꿈과 용기를 주고 사랑과 행복감을 느낄 수 있는 내용을 고르는 것이 좋아요. 부정적인 사건과 증오심이 들어 있는 동화책은 피하는 것이 좋습니다. 아빠가 공감할 수 있는 내용의 책이라면 감정이 더 잘 전달될 수 있으니 더욱 좋겠지요. 동화책 속의 그림 또한 아름답고 편안한 느낌이 드는 그림이 좋은데, 그림을 보고 이야기를 해 주는 것도 좋답니다. 동화책을 읽고 난 뒤에 책에 대한 아빠의 생각을 들려주는 것도 한 방법입니다.

### ·· 포스트잇에 메모를 해 보세요

아내에게 들려줄 응원의 말이나 좋은 글귀를 아내의 눈에 잘 띄는 곳에 붙여 보세요. 별것 아닌 것 같아도 남편의 마음 씀씀이에 아내는 무척 기뻐할 거예요. 이 밖에 좋은 그림이나 예쁜 사진 등을 붙여 놔도 좋은 태교가 된답니다. 볼 때마다 아내는 남편의 친절에 미소를 짓게 될 거예요.

### ·· 임부복을 같이 골라요

임신 4개월이 지나면 배가 조금씩 불러 옵니다. 그동안 입던 옷들은 불편할 수 있으니 아내의 임부복을 함께 준비해 주세요. 아내에게 먼저 임부복을 사러 가자고 하고 어울리는 옷을 골라 준다면 아내의 기분이 더욱 좋겠지요.
임부복을 고를 때에는 배가 많이 부를 때를 생각해서 넉넉한 사이즈로 고르는 것이 좋고 신축성이 좋은 소재의 옷을 선택해요. 그리고 신발은 굽이 낮고 쿠션이 있는 것이 좋고 배가 제법 나오기 시작하므로 임신부 전용 속옷도 함께 준비할 수 있도록 신경 써 주세요.

### ·· 음악 태교를 시작해 보세요

임신 12주 이후에는 본격적으로 음악 태교를 하면 좋아요. 이때가 내이가 완성되는 시기이거든요. 태교 음악은 따로 정해진 것이 없어요. 엄마가 좋아하는 음악, 들어서 편안한 것이면 상관없어요. 아빠도 함께 음악을 들으며 아기와 마음을 나눌 수 있도록 도전해 보세요. 아빠가 직접 노래를 불러 주거나 배를 쓰다듬으며 자장가를 들려줘도 좋은 태교가 된답니다.

·· 아내의 변화를 이해하며 격려해 주세요

이제 점점 배가 불러 와서 몸의 변화가 있을 때입니다. 아내의 신체 변화에 대해 기분 상하는 말을 하지 않도록 조심하고 자신감을 가질 수 있게 많이 격려해주세요.
임신 기간에는 신체의 변화뿐만 아니라 정신적으로도 많은 변화가 있습니다. 기억력이 떨어지고 생각이 둔해지는 경험을 하며 기분이 변하기도 합니다. 호르몬의 영향 때문에 일어나는 자연스런 변화이니 당황하지 말고 이해하고 응원해 주세요.

·· 아내가 규칙적인 생활을 할 수 있도록 도와주세요

규칙적인 생활을 하면 더욱 건강하게 지낼 수 있습니다. 피곤을 덜 느낄 수 있고 숙면에도 도움이 됩니다. 균형 잡힌 식단으로 규칙적인 식사를 하고 7시간 이상 수면을 취할 수 있도록 신경 써 주세요.
늦은 밤까지 텔레비전을 보는 것도 좋지 않아요. 숙면을 위한 온도는 18~22℃가 정도가 적당합니다.

·· 고양이 배설물을 잘 치워 주세요

고양이를 키우고 있다면 배설물을 잘 처리해야 해요. 고양이 배설물에는 기생충이 있는데 태아의 성장을 억제하는 톡소플라즈마증을 유발할 수 있어요. 되도록 아내가 만지지 않게 하는 것이 좋고, 고양이를 만진 후에는 손을 깨끗이 씻어야 한답니다.

## ·· 태아 보험을 알아보세요

태아 보험은 각종 사고와 질병뿐만 아니라 선천 이상아, 저체중아, 조산아 인큐베이터 비용 등에 대해서 보장해 주는 보험입니다. 생명보험사의 경우 16주~22주, 손해보험사는 임신 직후부터 22주 내 가입이 가능합니다. 늦어도 22주 이내 가입을 해야 태아 특약 혜택을 받을 수 있으니 이 시기를 넘기지 않도록 해야 합니다. 그런데 산모의 건강 상태가 좋지 않거나 임신 15~20주 사이에 시행하는 기형아 검사에서 이상이 있을 경우에는 태아 보험 가입이 어려워질 수 있으니 시기를 잘 고려해서 가입하는 것이 좋습니다. 가입 전에는 여러 보험사의 특약 조건이나 혜택을 잘 비교해 보고 선택하세요.

## ·· 튼살 크림을 발라 주세요

임신부는 급격한 몸무게의 증가로 피부가 장시간 동안 당겨지면서 복부나 엉덩이, 다리 등에 튼살이 생깁니다. 늘어난 피부는 탄력을 잃게 되고 한번 튼살이 생기면 잘 없어지지 않기 때문에 사전에 관리하는 것이 좋습니다. 오일이나 보습 크림을 이용해 꾸준히 마사지를 하는 것이 좋습니다. 남편이 마사지해 주는 것 자체로도 아내의 기분이 좋아질 거예요. 그리고 샤워 후에 오일이나 크림을 바르면 튼살을 예방하는 데 도움이 된다는 것도 알아 두세요.

## ··아빠 *Diary*

(아빠 손글씨로 편지를 써 주세요)

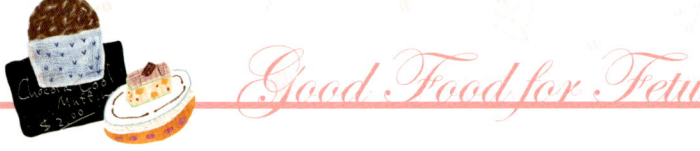

## 음식 태교

#### ·· 섬유질이 많이 든 음식을 드세요

임신 중기에 들어서면 입덧이 가라앉으면서 식욕이 왕성해집니다. 하지만 갑자기 체중이 늘어나면 임신 중독증의 위험이 있으므로 체중 관리에 신경 써야 합니다. 아기의 성장에 필요한 영양소를 골고루 섭취하되, 변비를 예방할 수 있도록 섬유질을 충분히 섭취하세요.

섬유질이 풍부한 음식에는 샐러리, 양상치, 우엉, 연근, 미역, 사과, 귤, 현미, 버섯류, 배추, 당근 등이 있으며, 늙은 호박, 메주콩, 밤, 바나나, 고구마 등은 몸속의 가스를 배출할 수 있도록 도와주는 음식입니다.

#### ·· 섬유질이 풍부한 연근조림 만들기

① 먼저 연근을 0.5cm 정도로 썹니다.
② 썬 연근을 10분 동안 삶습니다. 이때 식초를 몇 방울 넣으면 연근의 떫은맛을 없앨 수 있습니다.
③ 삶은 연근을 찬물에 한 번 헹군 다음 다시마를 우려낸 물에 간장, 맛술 한 숟가락, 물엿을 넣고 졸입니다. 간장과 물엿은 식성대로 조절합니다. 단, 너무 짜지 않게 합니다.
④ 익는 중간에 양념장이 골고루 배이도록 저어 주다가 양념장이 거의 졸았을 때 불을 끄고 통깨를 뿌려 마무리합니다. 연근을 조릴 때 견과류를 함께 넣으면 더욱 영양 만점의 연근조림이 되겠지요.

·· 철분이 필요해요

임신 중기 이후에는 아기가 모체의 철분을 흡수해서 자신의 혈액을 만듭니다. 그래서 임신 중에는 태아에게 필요한 혈액을 공급하고자 모체의 혈액양이 늘어나지만, 늘어나는 혈액에 비해 헤모글로빈이 함께 증가하지 않아 피가 묽어져 빈혈이 생기게 됩니다.

철분은 아기의 성장에 매우 중요할 뿐만 아니라 부족할 경우 모체의 심장에 부담을 주어 건강을 해치게 되므로 이 시기에는 철분이 많이 든 음식을 섭취해야 합니다. 철분이 많이 든 음식에는 간, 고기, 달걀노른자, 두부, 우유, 브로콜리 등이 있으며 시금치 같은 녹색 채소류에도 들어 있습니다.

·· 철분이 풍부한 브로콜리를 곁들인 불고기 만들기

① 먼저 쇠고기 안심을 얇게 썰어서 칼날로 부드럽게 다집니다.
② 손질한 고기를 양념장에 재워 둡니다. 양념장은 간장, 설탕, 참기름, 마늘, 맛술, 양파즙을 넣어 만듭니다.
③ 브로콜리는 먹기 좋은 크기로 떼어서 소금을 넣은 물에 살짝 데친 다음 찬물에 헹굽니다.
④ 프라이팬에 기름을 살짝 두르고 쇠고기와 브로콜리를 함께 넣어서 굽습니다. 이때 양념이 잘 배이도록 양념장을 골고루 뿌려 줍니다. 아삭아삭한 브로콜리와 부드러운 쇠고기가 어우러져서 맛좋은 음식이 됩니다.

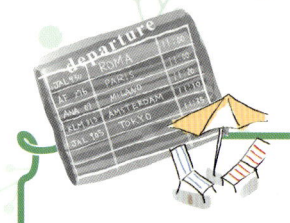

# Travels for Fetus

## 태교 여행

### ·· 국립 수목원(광릉 수목원)

경기도 포천에 있는 국립 수목원은 다양한 희귀종의 식물을 볼 수 있는 국내 최대의 수목원입니다.

전체 2,240ha의 넓은 광릉숲에는 15개의 전문 수목원과 산림 박물관, 산림 동물원, 숲 생태 관찰로 등이 있으며, 천연기념물인 장수하늘소, 크낙새 등의 동물들이 서식하고 있습니다.

국립 수목원은 미리 예약한 사람만 입장할 수 있어서 여유롭게 삼림욕을 즐길 수 있는 장점이 있습니다.

개원은 화요일에서 토요일까지이며, 화요일에서 금요일까지는 하루에 오천 명이 입장할 수 있고, 토요일 및 개원일과 겹친 휴일에는 삼천 명까지 입장할 수 있습니다. 매주 일요일, 월요일은 휴무입니다.

예약은 홈페이지(www.kna.go.kr)나 전화(031-540-2000)를 통해 할 수 있습니다.

### ·· 전남 담양으로 떠나 봐요

전남 담양에 있는 메타세쿼이아 가로수 길은 전국에서 가장 아름다운 길에 뽑히기도 했습니다. 10~20m의 아름드리나무들이 쭉쭉 늘어선 가로수 길은 이국적인 풍경을 자아내며 산책하는 이들의 마음을 시원하게 합니다.

대나무골 테마 공원에서는 여러 종류의 대나무를 볼 수 있습니다. 또한 우리 조상들이 태교로 즐겨 들었던 댓잎이 바람에 스치는 소리를 들으며 우거진 대나무 숲 사이를 산책할 수도 있습니다.

이 밖에 담양에는 죽림욕을 할 수 있는 죽녹원, 거대한 나무들이 풍림을 이루고 있는 관방제림, 다양한 죽제품을 볼 수 있는 한국대나무박물관이 등이 있습니다.

특히 담양은 죽순 요리, 대통밥, 떡갈비 등의 맛있는 음식으로 유명한데, 담양군 홈페이지(www.damyang.go.kr)에 들어가면 근처의 숙박 시설까지 자세하게 나와 있습니다.

### ·· 잠깐! 효과적인 삼림욕 방법을 알려드릴게요

태교 여행지는 한적하고 공기 좋은 곳을 선택합니다. 나무가 내뿜는 피톤치드는 임신부의 몸과 마음을 상쾌하게 해 주고, 아기가 건강하게 자라는 데에도 도움을 줍니다. 효과적인 삼림욕으로 두 배의 태교 여행을 즐겨 보세요.

① 나와 아기의 건강을 위한다는 긍정적인 마음을 가집니다.
② 평소에 짧게나마 자주 삼림욕을 하는 것이 좋습니다.
③ 소나무, 잣나무 등의 침엽수림이 많고, 근처에 계곡이 있으면 더욱 좋습니다. 계곡의 음이온이 임신부를 더욱 건강하게 해 줍니다.
④ 삼림욕을 할 때에는 노출 부위가 많은 옷을 입는 것이 좋습니다. 또한 통풍이 잘되는 옷을 입어 피부가 호흡을 할 수 있도록 합니다.
⑤ 숲속을 가볍게 걸으며 복식 호흡을 합니다.
⑥ 향이 진한 화장품을 사용하지 않습니다.
⑦ 나무도 생명체이므로 나무와 유대감을 가집니다.
⑧ 무리하게 걷지 않으며, 몸의 열을 조절하여 천천히 걷습니다.

## Question & Answer

**Question** 임신 중에 커피를 마셔도 되나요?

**Answer** 커피에는 다량의 카페인이 함유되어 있습니다. 아기는 카페인을 대사하는 능력이 부족하기 때문에 카페인은 아기의 몸에 축적됩니다. 이렇게 아기의 몸에 쌓인 카페인은 아기의 심장 박동수를 증가시키고, 아기의 성장 발달에 꼭 필요한 철분과 칼슘의 흡수를 방해하며, 이뇨 작용으로 인해 아기에게 필요한 영양분을 밖으로 내보냅니다.

커피를 마실 경우에는 하루에 200mg 이상 섭취하지 않는 것이 좋습니다.

그리고 카페인은 커피뿐만 아니라 녹차나 코코아, 탄산음료 등에도 함유되어 있으니 잘 살펴보고 먹는 것이 좋습니다.

**Question** 자꾸 방귀와 트림이 나와요

**Answer** 임신 중에는 방귀와 트림이 잦습니다. 임신 중의 방귀와 트림은 대부분 변비가 원인일 가능성이 높습니다. 임신 초기에는 입덧 때문에 섭취하는 음식이 부족해 변비가 생기고, 임신 중기에는 철분제의 섭취 때문에 변비가 생길 수 있습니다. 또한 임신 후기에는 커진 자궁이 대장을 압박해 변비가 생기기 쉽습니다.

변비에 좋은 식이 섬유가 많이 든 음식을 먹고, 수분을 충분히 섭취하며, 아침마다 규칙적인 배변을 할 수 있도록 습관을 들입니다.

**Question** 임신 중 치아 관리를 어떻게 해야 하나요?

**Answer** 임신 중에는 여성 호르몬이 늘어나서 잇몸의 혈관벽이 얇아집니다. 특히 치은염이나 치주염이 있는 상태일 때 임신을 하면 잇몸이 붓거나 염증이 더 심해지게 됩니다. 또한 치주염이나 치은염으로 인해 조산이나 유산의 위험이 있으므로 임신 중이라도 필요한 치과 치료는 꼭 하도록 합니다. 임신 중에는 호르몬 영향으로 입안이 약한 산성으로 변하는데 이는 충치가 생기기 좋은 조건입니다. 그렇기 때문에 치아 관리에 더 신경을 써야 하지요.

**Question** 철분제를 꼭 먹어야 하나요?

**Answer** 임신을 하면 많은 철분이 필요합니다. 아기가 성장하는 데 철분이 필요하기 때문이지요. 이때 엄마의 몸에 철분이 부족하면 빈혈이 생기기 쉬운데, 철분이 부족하면 아기의 성장 발달에도 해가 될 뿐만 아니라 분만 중에도 위험하므로 임신부는 반드시 철분을 보충해야 합니다.

철분은 음식으로 먹었을 경우 흡수율이 5~10%밖에 되지 않기 때문에 반드시 철분제를 먹어야 합니다. 사람에 따라서 속쓰림, 빈혈, 구토 같은 증상이 나타날 수 있으므로 자신에게 맞는 철분제를 골라 먹는 것이 좋습니다.

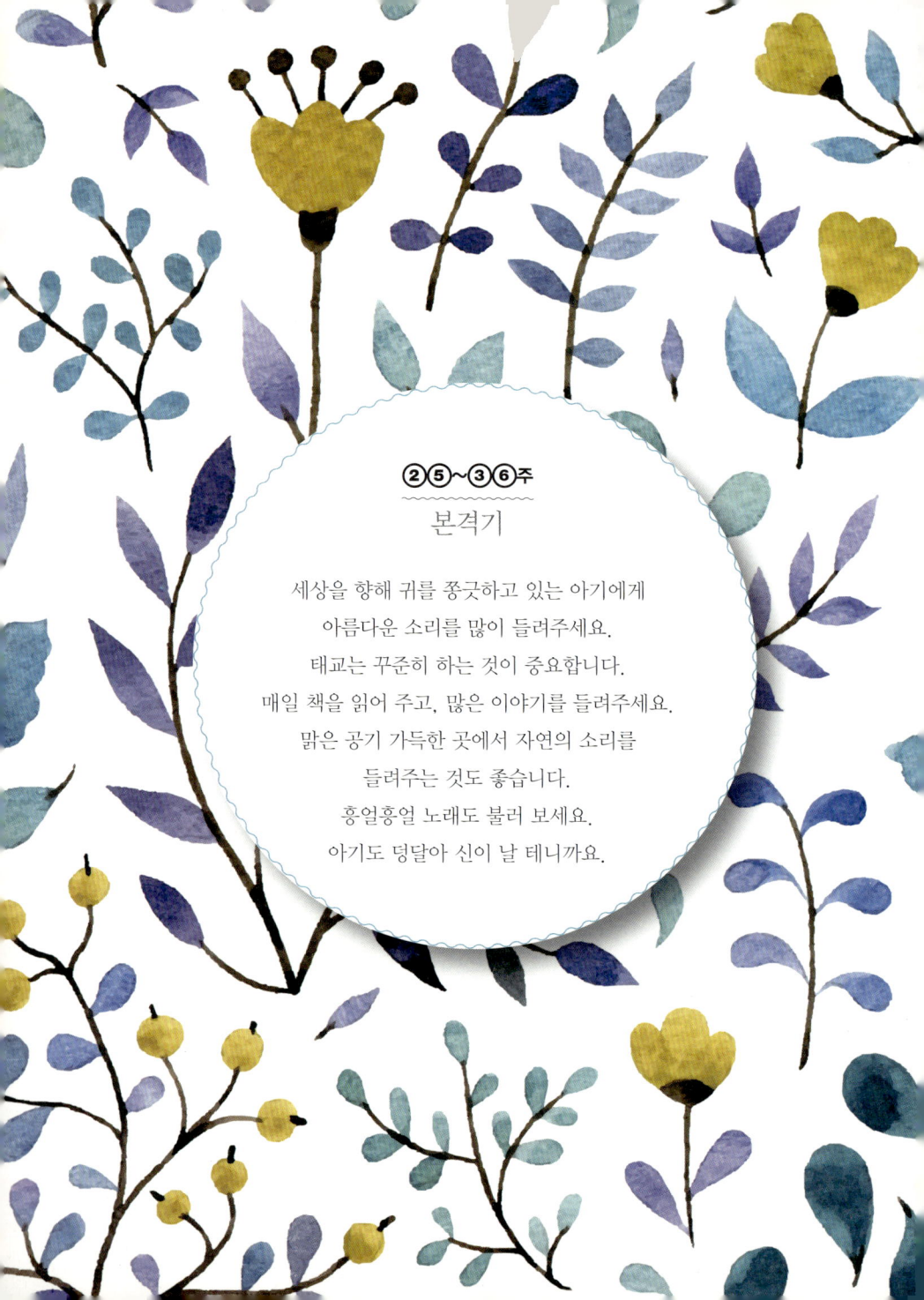

## ②⑤~③⑥주
## 본격기

세상을 향해 귀를 쫑긋하고 있는 아기에게
아름다운 소리를 많이 들려주세요.
태교는 꾸준히 하는 것이 중요합니다.
매일 책을 읽어 주고, 많은 이야기를 들려주세요.
맑은 공기 가득한 곳에서 자연의 소리를
들려주는 것도 좋습니다.
흥얼흥얼 노래도 불러 보세요.
아기도 덩달아 신이 날 테니까요.

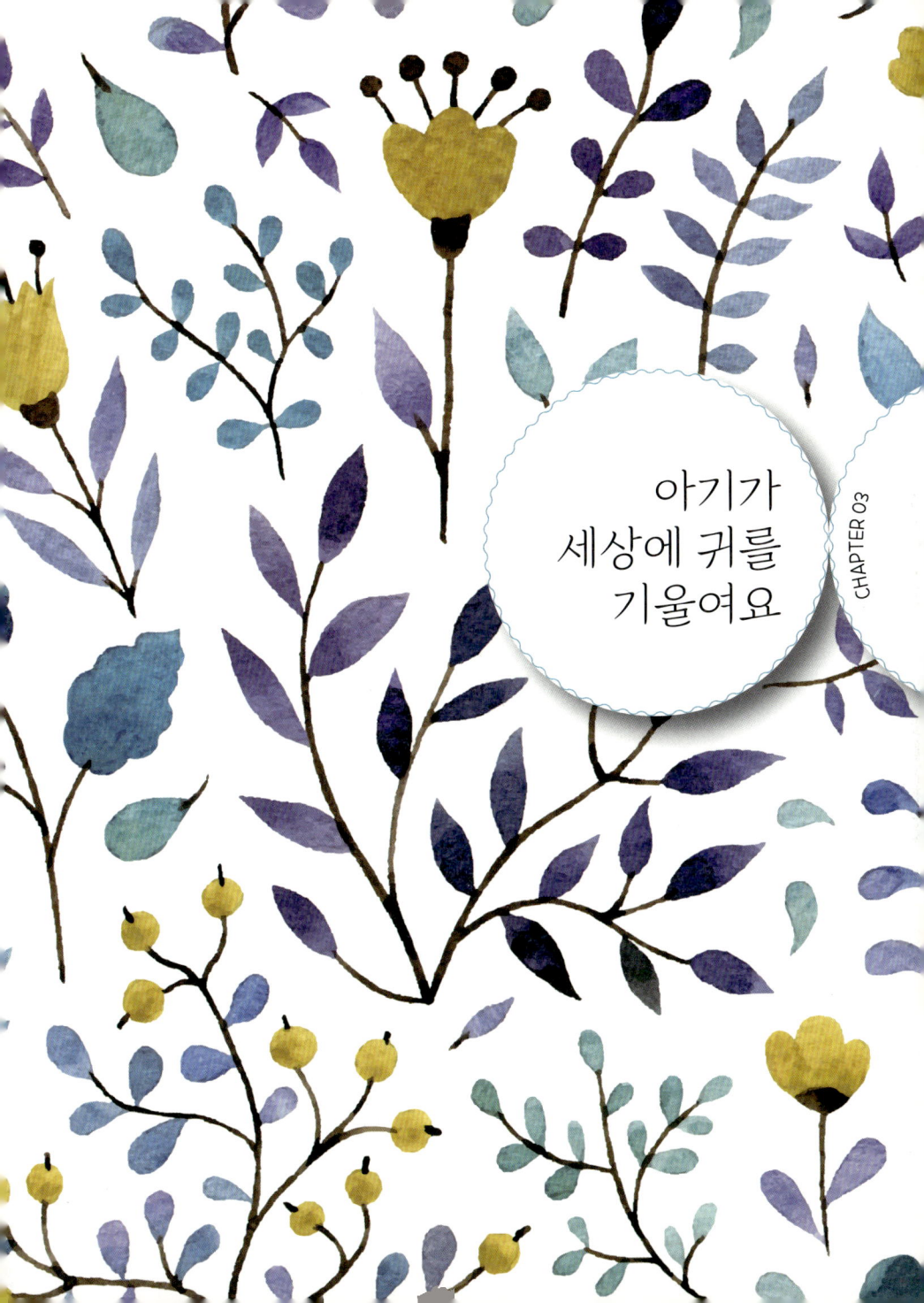

아기가 세상에 귀를 기울여요

CHAPTER 03

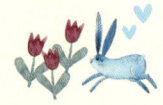

♥
소음이 많은 곳은 피해 주세요.
아기는 요란하고 시끄러운 소리를 싫어해요.
아기가 제일 좋아하는 소리는
부드럽고 다정한 엄마 아빠의 목소리랍니다.

♥
태교 여행은 엄마의 몸과 마음에 신선한 활력을 주며
아기의 오감을 자극해 주지요.
태교 여행을 하면서 보고, 듣고, 느낀 것을
아기에게 이야기해 주세요.

♥
사랑이 담긴 엄마의 목소리로 노래를 불러 주세요.
엄마가 고개를 끄덕이면서
밝고 신나게 불러 주면
아기의 음감과 리듬감이 키워집니다.

∵사랑 동화
# 아낌없이 주는 나무

사과나무 한 그루가 있었어요.
봄이면 가지마다 작고 하얀 사과꽃들이 눈부시게 피고, 여름이면 초록빛으로 우거진 잎들이 시원한 그늘을 만들어 주었어요.
가을이 되면 빨갛고 탐스러운 사과들이 주렁주렁 달리는 커다란 사과나무였어요.
나무는 한 소년을 사랑했어요.
소년은 날마다 나무에게 와서 놀았어요.
떨어진 잎을 모아 왕관을 만들고, 나무줄기를 타고 올라가 미끄럼을

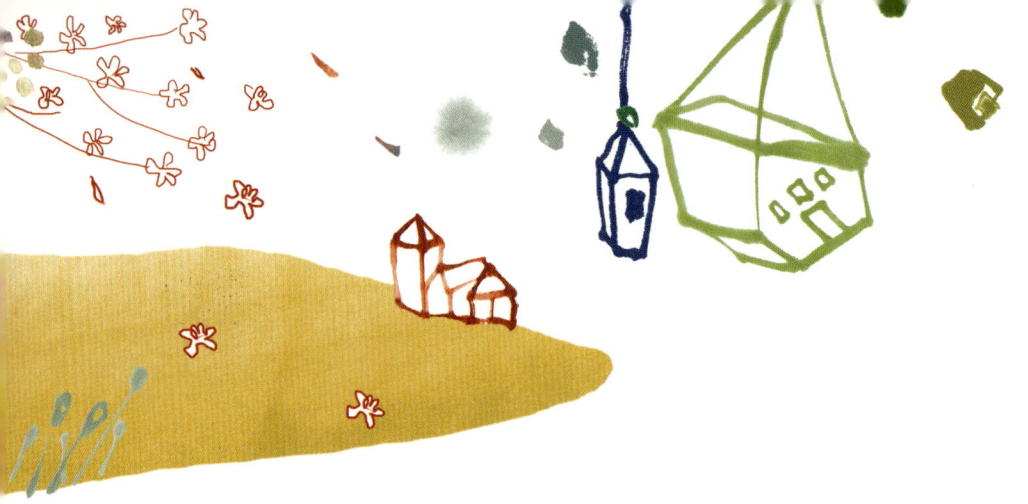

타고, 나뭇가지에 매달려 그네를 탔어요.
소년은 나무 곁에서 놀다가 배가 고프면 사과를 따 먹고, 지치면 나무 그늘에서 단잠을 잤어요.
소년은 나무를 사랑했고, 그래서 나무는 행복했어요.
하지만 시간이 흘러 소년이 점점 커 가자 나무는 혼자 있는 시간이 많아졌어요.
어느 날, 소년이 나무를 찾아왔을 때 나무는 다정하게 말했어요.
"애야, 어서 와. 우리 예전처럼 즐겁게 지내자. 그네도 타고, 사과도 따 먹고, 그러다 지치면 그늘에서 낮잠도 자렴."
하지만 소년은 시큰둥한 표정을 지었어요.
"나는 이제 어린아이가 아니야. 난 다른 게 필요해. 신나게 놀려면 돈이 필요한데 내게 돈을 줄 수 있겠니?"

나무가 안타까운 목소리로 말했어요.

"어쩌지? 나는 돈이 없는데……. 내가 가진 건 나뭇잎과 줄기, 사과뿐이야. 그래! 내 사과를 따서 팔아. 그러면 너는 행복해질 거야."

소년은 나무에 달린 사과를 따서 인사도 없이 떠났어요.

소년에게 사과를 내준 나무는 행복했어요.

하지만 오랫동안 소년이 찾아오지 않자 나무는 슬펐어요.

시간이 흘러 소년이 다시 돌아왔을 때 나무는 반가운 목소리로 말했어요.

"애야, 어서 오렴. 얼른 나한테 올라와. 우리 예전처럼 즐겁게 놀자."

하지만 소년은 무뚝뚝한 목소리로 말했어요.

"나는 지금 바빠. 집을 구해야 해. 아내랑 아이와 함께 살 집이 필요하다고. 나한테 집을 한 채 줄 수 있겠니?"

"어쩌지? 나는 집이 없는데……. 내가 가진 건 줄기와 가지뿐이야. 그럼 내 가지를 베어다가 집을 지어. 그러면 너는 행복해질 거야."

소년은 쓱싹쓱싹 나뭇가지를 베어서 멀리 떠났어요.

나무는 소년에게 가지를 내주어 행복했어요.

하지만 오랜 세월이 지나도 소년의 모습이 보이지 않자 나무는 다시 슬픔에 빠졌어요.

그러던 어느 날, 소년이 나무 곁으로 돌아왔을 때 나무는 기쁜 마음에 목소리가 떨렸어요.

"어서 와라, 얘야. 나랑 즐겁게 놀자."

하지만 소년은 풀이 죽은 목소리로 말했어요.

"난 이제 늙었어. 비참한 늙은이라고. 배를 타고 멀리 떠나고 싶어. 나한테 배 한 척 줄 수 있겠니?"

"어떡하지? 내겐 배가 없는데……. 내가 가진 건 줄기뿐이야. 그럼 내 줄기를 베어다가 배를 만들어. 그러면 너는 행복해질 거야."

소년은 나무의 줄기를 베어 뚝딱뚝딱 배를 만들었어요.

그리고 그 배를 타고 멀리멀리 떠났지요.

소년에게 줄기를 내준 나무는 행복했어요.

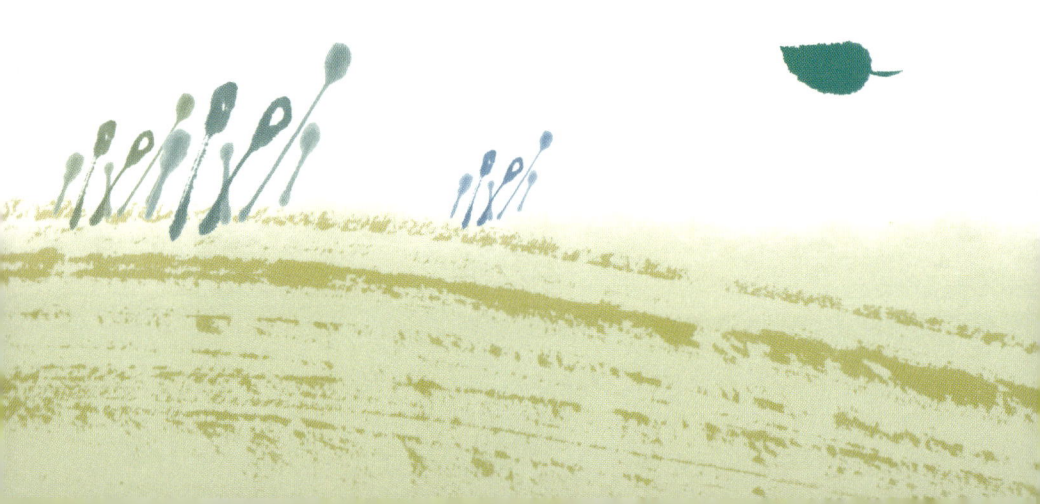

오랜 세월이 흐른 뒤 소년이 다시 나무에게 돌아왔어요.
하지만 소년에게 아무것도 줄 것이 없는 나무는 정말 슬펐어요.
"애야, 정말 미안하다. 이제 너에게 줄 것이 아무것도 없구나. 사과 하나도 줄 수가 없어."
소년이 힘없는 목소리로 말했어요.
"사과를 줘도 난 먹을 수가 없어. 이가 나쁘거든."
"어쩌지? 너에게 뭔가를 주고 싶은데 내게 남은 거라고는 밑동뿐이야. 정말 미안해."
나무가 한숨을 쉬며 말했어요.

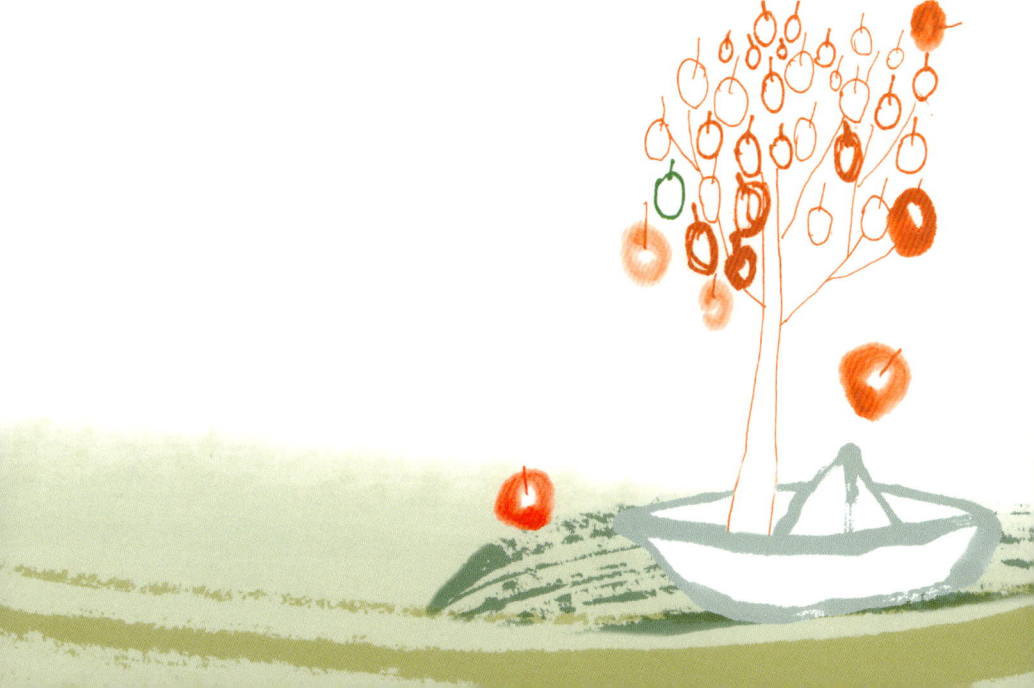

"나도 이제는 필요한 게 없어. 몹시 피곤해서 쉬고 싶을 뿐이야. 편안히 앉을 곳이나 있으면 좋겠어."
소년이 기운 없는 목소리로 말했어요.
그러자 나무는 온 힘을 다해서 자신의 몸뚱이를 폈어요.
"자, 이리 오렴. 내 밑동에 앉아 편히 쉬렴."
소년은 나무 밑동에 앉았어요.
소년에게 자신의 밑동을 내준 나무는 정말 행복했어요.

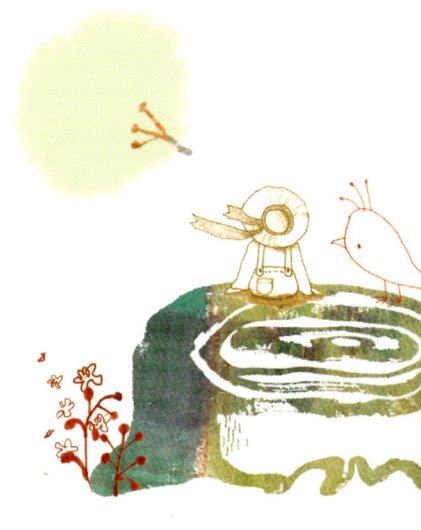

# 아가야, 아빠야

(아빠 목소리로 들려주세요)

♥

나의 모든 것을 주고 싶은 아가야,
아빠의 마음이 너에게 전해진다고 생각하니까
한 편의 동화를 읽으면서도 마음이 설레는구나.
아빠는 자신의 모든 것을 내준
나무를 보고 가슴이 뭉클했어.
누군가를 진심으로 사랑하면 모든 걸 주고 싶단다.
받을 걸 생각하지 않고도
나의 모든 것을 온전히 내줄 수 있지.
아낌없이 준다는 것은 '사랑'의 또 다른 말이란다.
아빠도 너에게 아낌없이 주는 나무가 되고 싶어.
모든 것을 다 주고도 행복한 나무처럼.

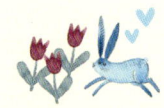

♥
31주가 지나면서 아기는 더욱 예뻐져요.
피하 지방이 늘어나 몸이 포동포동해지고
신체 기관들도 더욱 성숙해집니다.
비록 주름투성이지만 얼굴 형태가 뚜렷해지지요.


♥
음악회를 찾아가세요.
마음을 울리는 감동적인 음악회의 분위기는
아기의 정서 발달에 좋은 영향을 끼칩니다.


♥
아기에 대한 가족들의 관심과 애정을 이야기해 주세요.
"할머니와 할아버지가 너를 무척 기다리신단다."
"고모가 우리 아기 먹으라고 사과를 사 오셨어."

..배려 동화
## 레미제라블

매서운 바람이 부는 겨울, 집 안을 둘러보던 장발장은 괴로운 표정을 지었어요.
누추한 방 안에 누이는 병들어 누워 있고 일곱이나 되는 조카들은 배가 고파서 칭얼거렸어요.
하지만 집에는 빵 한 조각도 없고, 빵을 살 돈은 더더욱 없었어요.
'이를 어쩌지. 일거리가 없어서 당장 돈을 벌 수도 없는데. 나는 굶어도 상관없지만 어린 조카들은 어쩌지? 이렇게 가만히 있을 수는 없어.'

무작정 거리로 나온 장발장은 맛있는 냄새에 끌려 빵집으로 갔어요. 보기만 해도 군침이 도는 빵을 보니 굶주린 어린 조카들이 떠올랐어요.

'저 빵만 있으면 조카들의 배를 채워 줄 수 있을 텐데…….'

장발장은 조카들 생각에 자기도 모르게 빵을 훔쳐 도망가다가 주인에게 잡히고 말았어요.

감옥에 갇힌 장발장은 온통 누이와 조카들 걱정뿐이었어요.

그래서 몰래 탈옥을 하려다 잡히기를 여러 번, 감옥살이만 길어져 무려 19년을 감옥에서 보내야 했어요.

시간이 흘러 장발장이 감옥에서 나왔을 때 맞아 주는 사람은 아무도 없었어요.

오랜 세월이 지난 탓에 누이와 소식이 끊긴 거예요.

장발장은 전과자에게 주는 노란 통행증을 받아들고 무작정 거리로 나섰어요.

날이 어두워지자 장발장은 잠잘 곳을 찾았어요.

하지만 장발장의 노란 통행증을 본 사람들은 흉악한 죄수라며 장발장을 쫓아냈어요.

장발장이 추위와 배고픔에 지쳐 길모퉁이에 웅크리고 있는데 아주머니 한 분이 지나가며 말했어요.

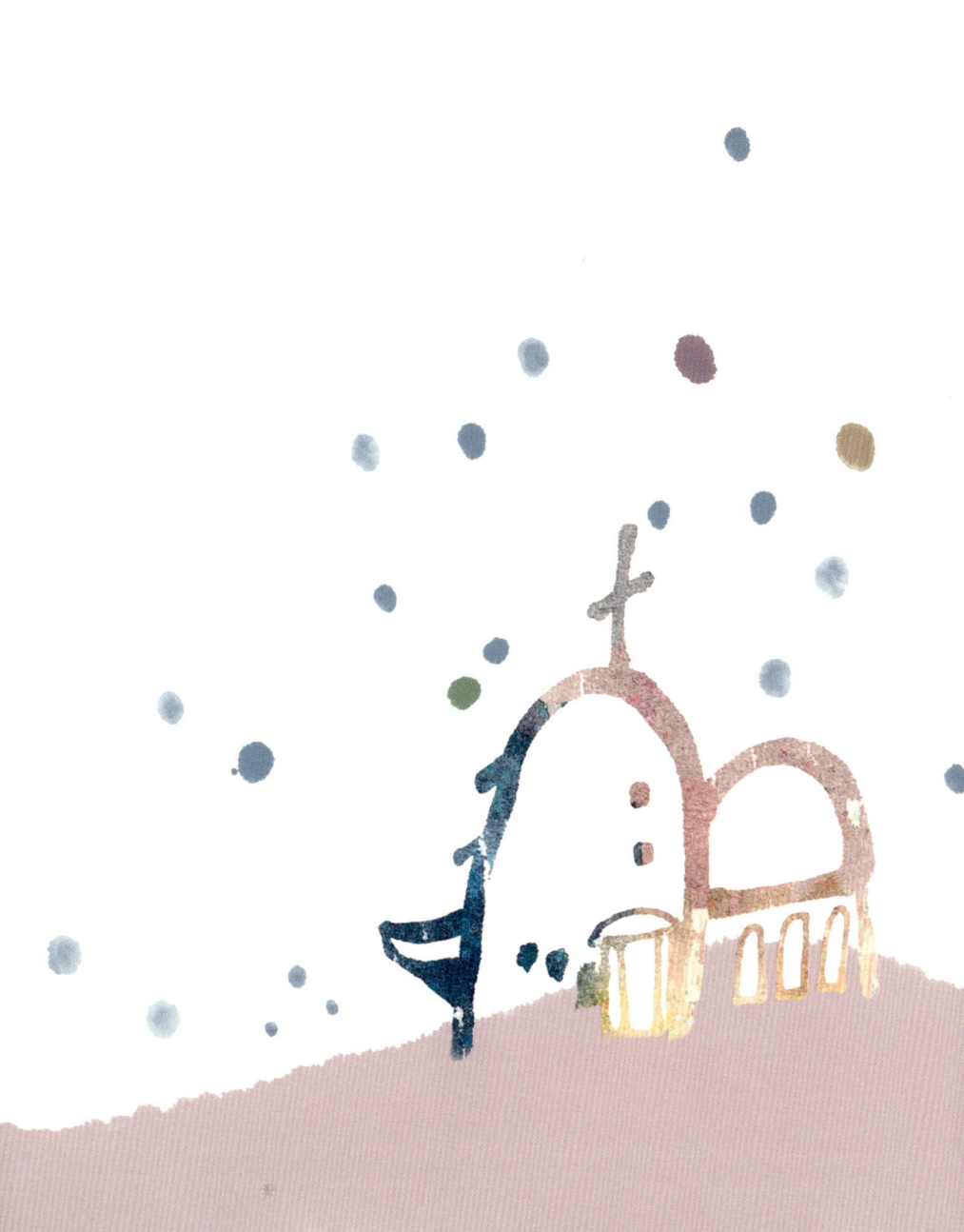

"저쪽 성당으로 가보세요. 아마 당신을 재워 줄 거예요."
장발장은 아주머니가 가리킨 곳으로 갔어요.
아담한 성당에서 은은한 불빛이 새어나오고 있었어요.
문을 두드리니 나이 든 신부님이 나왔어요.
"저는 오늘 감옥에서 나왔는데 잘 곳이 없습니다. 하룻밤만 재워 주십시오."
장발장의 말에 신부님은 미소를 띠며 온화한 목소리로 말했어요.
"추운데 어서 들어오시오. 마침 저녁을 먹으려던 중인데 잘되었소."
신부님은 장발장에게 따뜻한 음식을 대접하고 편히 쉴 수 있는 방도 내주었어요.
장발장은 신부님의 따뜻한 배려에 감사해서 몸 둘 바를 몰랐어요.
'얼마 만에 이렇게 편안히 자 보는 것일까?'
장발장은 자리에 눕자마자 곯아떨어졌어요.
딩딩딩~.
새벽녘에 울리는 종소리에 장발장은 잠이 깼어요.
'오늘은 어디로 가나? 앞으로는 어떻게 살아야 하지? 나 같은 전과자는 일자리 구하기도 힘들 텐데. 게다가 가진 돈도 없고…….'
이런저런 생각을 하던 장발장은 어제 저녁을 먹으면서 보았던 은그릇과 은촛대가 생각났어요.

'내가 도대체 무슨 생각을 하는 거지? 신부님이 나한테 얼마나 잘해 주셨는데!'

장발장은 나쁜 생각을 하지 않으려고 고개를 세차게 흔들었어요.

하지만 그럴수록 머릿속에는 온통 은그릇과 은촛대 생각뿐이었어요.

결국 나쁜 생각을 이기지 못한 장발장은 은그릇을 배낭 안에 집어넣고 훌쩍 담을 넘었어요.

하지만 장발장은 얼마 가지 않아 경찰에게 잡히고 말았어요.

경찰은 새벽녘에 돌아다니는 장발장이 의심스러워 가방을 뒤졌어요.

순간 장발장은 눈앞이 캄캄했어요.

빵 한 덩이를 훔친 죄로 감옥에서 19년을 살았는데 이번에 잡히면 죽을 때까지 감옥에서 살아야 한다는 생각에 두려웠어요.

장발장은 급한 마음에 신부님이 주신 거라고 둘러댔지만 경찰은 믿지 않았어요.

경찰은 장발장을 신부님에게 데려갔어요.

"신부님, 이 사람이 수상해서 데리고 왔습니다. 이 은그릇 신부님 것이 맞지요?"

그러자 신부님은 온화하게 웃으며 말했어요.

"마침 잘 왔소. 내가 은촛대도 주었는데 이건 왜 안 가져갔소?"
신부님은 장발장에게 은촛대를 내밀었어요.
은촛대를 받아든 장발장의 손이 벌벌 떨렸어요.
경찰이 돌아간 뒤 장발장은 신부님 앞에 무릎을 꿇었어요.
장발장은 너무 부끄러워서 고개를 들 수가 없었어요.
신부님은 사랑 가득한 눈으로 장발장을 바라보았어요.
"당신은 내 형제요, 친구입니다. 부디 착하게 살면서 사랑을 베푸세요. 당신을 위해 기도하겠소."
장발장은 하염없이 눈물을 흘렸어요.
그것은 뜨거운 참회의 눈물이었어요.

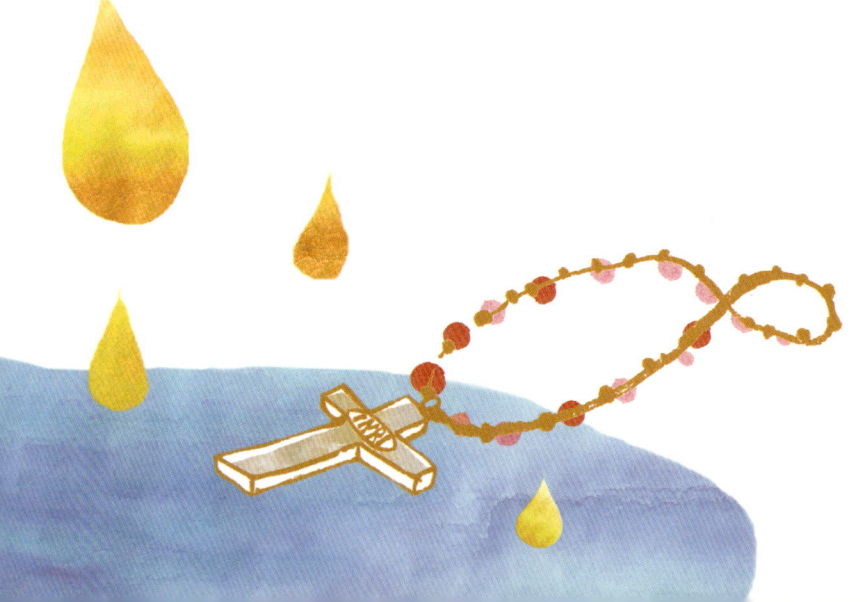

## 아가야, 아빠야

(아빠 목소리로 들려주세요)

♥

마음이 고운 우리 아가야,
장발장이 흘리는 눈물에 아빠의 마음이 짠해지는구나.
장발장은 오랜 시간 감옥에 있었어.
누군가 그의 처지를 배려해 주고 도와주었다면
그렇게까지는 되지 않았을 텐데 정말 안타깝구나.
그래도 장발장이 좋은 신부님을 만나
새 삶을 살 수 있게 되어서 다행이야.
신부님은 장발장에게 은촛대만 준 것이 아니야.
타인을 위한 사랑, 용서, 배려의 마음을 선물한 것이란다.
우리 아가도 기억해 두렴!
누군가를 진정으로 생각해 주는 마음은
그 사람의 삶을 따뜻하게 한다는 것을…….

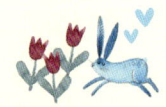

♥
자기 전에 감사한 것 세 가지를 찾아보세요.
맛있는 음식을 먹은 일도 좋고,
남편이 마사지를 해 준 일도 좋아요.
작은 것에도 감사하는 마음을 아기에게 전해 주세요.


♥
물소리, 바람 소리, 파도 소리 등 자연의 소리를 들어 보세요.
자연의 소리를 들으면 엄마의 심신이 안정되어
아기에게도 편안함을 준답니다.
엄마의 편안한 정서는 아기의 신체 및 두뇌 발달을 도와주지요.


♥
31주가 지나면서 아기는 밤낮을 구별해요.
엄마가 규칙적인 생활을 하면
엄마의 건강뿐만 아니라
아기도 규칙적인 생활 리듬을 갖게 된답니다.

감사 동화
# 황금 알을 낳는 거위

어느 시골 마을에 부지런한 부부가 살고 있었어요.
부부는 열심히 농사를 짓고 거위도 키웠어요.
매일 아침이면 부부는 일찍 일어나 거위들을 냇가로 몰고 갔어요.
꽥꽥거리며 뒤뚱뒤뚱 걷는 거위들을 흐뭇하게 바라보았지요.
"여보, 우리 거위들 참 사랑스럽지요?"
"그래요. 쑥쑥 크는 걸 보면 얼마나 기특한지 모르겠소."
거위들은 물장구도 치고 물고기도 잡으면서 놀았어요.
그리고 해질 무렵이면 거위들은 부부와 함께 집으로 돌아왔어요.

노을이 물드는 산 아래 떼를 지어 가는 거위들의 모습은 한 폭의 풍경화처럼 아름다웠어요.
어느 이른 아침, 거위 우리에 간 아내는 깜짝 놀랐어요.
거위가 앉아 있는 짚더미 위에 반짝거리는 뭔가가 있는 게 아니겠어요!
처음에는 거위알이 아침 햇살을 받아 반짝반짝 빛나는 줄로만 알았지요.
하지만 가까이 가서 보니 눈부시게 빛나는 황금 알이었어요.
"여, 여보! 여보!"
아내의 다급한 목소리에 달려온 남편도 짚더미 위에서 빛나는 황금 알을 보고 깜짝 놀랐어요.
황금 알이 어찌나 눈부시던지 똑바로 쳐다보기도 힘들었어요.
"우리 집 거위가 황금 알을 낳았어요!"
"세, 세상에 거위가 황금 알을 낳다니!"
부부는 서로 끌어안고 덩실덩실 춤을 추면서 기쁨의 눈물을 흘렸어요.
그리고 황금 알을 낳은 고마운 거위를 쓰다듬으며 입을 맞추었어요.
"여보, 이건 하늘이 우리에게 주는 선물인가 봐요."
"맞소. 우리가 부지런히 일하는 걸 보시고 하늘이 선물을 내린 거

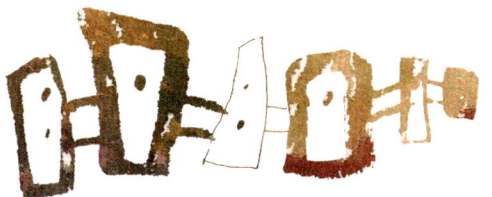

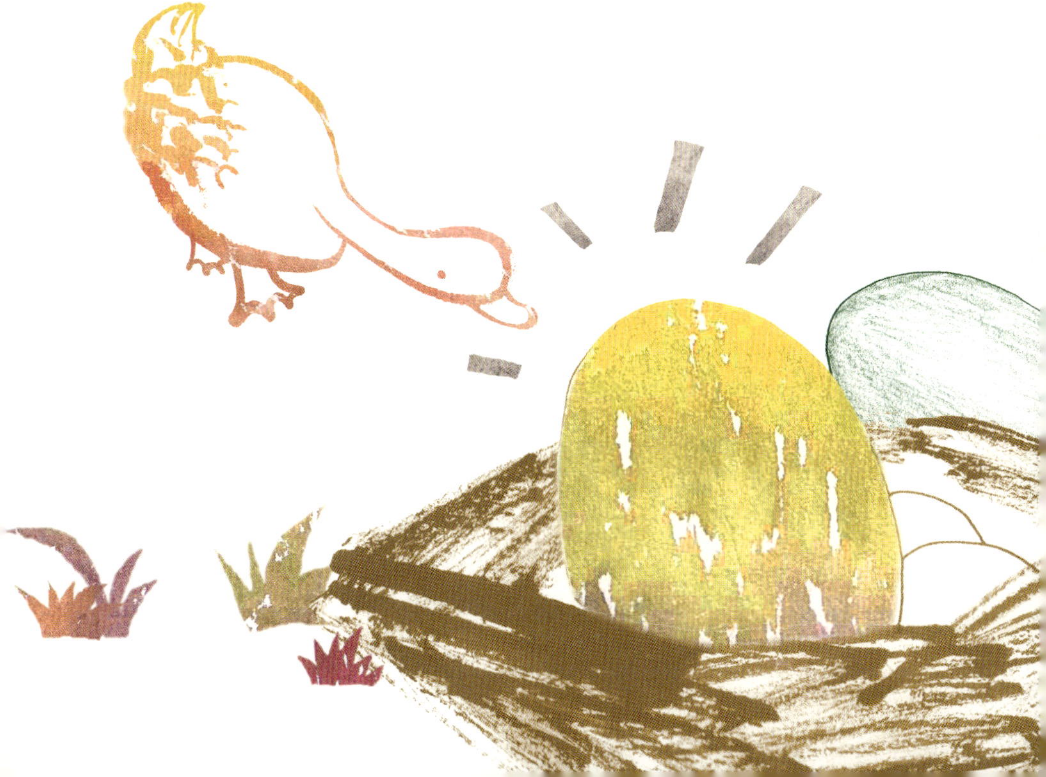

지."

부부는 황금 알을 시장에 내다 팔았어요.

워낙 귀한 물건이라 아주 큰돈을 받았지요.

부부는 그 돈으로 사고 싶었던 물건을 잔뜩 샀어요.

그 다음날에도 거위는 황금 알을 낳았어요.

하지만 부부는 어제만큼 기쁘지 않았어요.

부부는 두 번째 황금 알을 팔아서 크게 잔치를 벌였어요.

다음날도, 그 다음날도 거위는 황금 알을 낳았어요.

부부는 이제 거위가 황금 알을 낳는 것이 당연한 것처럼 느껴졌어요.

처음에는 꼭 필요한 것만 사던 부부는 돈이 많아지자 이것저것 많은 물건을 사기 시작했어요.

값비싼 옷과 모자, 구두를 잔뜩 사고 먹고 싶은 것도 실컷 사 먹었어요.

쌓이는 물건이 많아지자 부부는 그동안 살던 집이 좁아졌어요.

"여보, 이 집은 너무 좁아요. 우리 큰 집으로 이사해요."

부부는 크고 으리으리한 집으로 이사를 했어요.

새로 가구를 장만하고 많은 돈을 들여서 집도 멋지게 꾸몄어요.

이제 부부가 사는 집은 마을에서 제일 크고 좋은 집이 되었어요.

부부는 일도 하지 않았어요.

부지런했던 부부는 빈둥빈둥 놀기만 했어요.
매일 황금 알을 낳는 거위가 있으니 굳이 일을 하지 않아도 되었던 거예요.
"우리는 이제 황금 알만 있으면 돼요. 아주 편히 살 수 있잖아요."
"맞소. 그런데 황금 알을 낳는 거위가 한 마리만 더 있으면 딱 좋을 텐데 말이오. 그러면 더 큰 부자가 될 수 있을 텐데……."
부부의 욕심은 날이 갈수록 커졌어요.
어느 날 아침, 거위를 가만히 바라보던 부인이 눈을 반짝이며 말했어요.

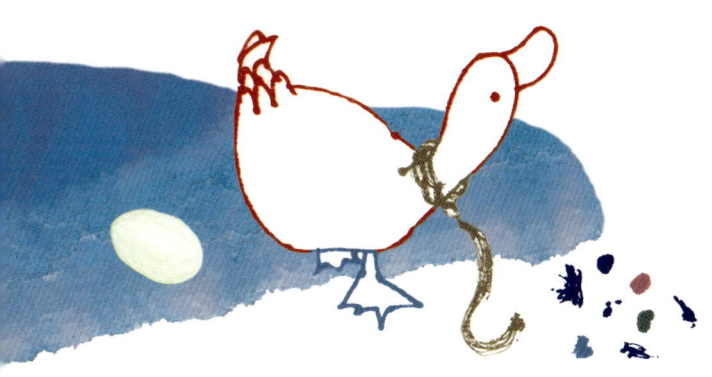

"여보, 거위 배 속에는 뭐가 들어 있을까요?"
"글쎄, 매일 황금 알을 낳으니 황금이……."
부부는 이야기를 나누다가 눈이 딱 마주쳤어요.
"거위 배 속에 전부 황금이 들었다면 엄청 크겠지요?"
"매일 낳는 조그만 알과는 비교가 안 되겠지."
부부는 커다란 황금을 가지고 싶은 욕심에 눈이 멀었어요.
그래서 황금 알을 낳는 거위의 배를 가르고 말았지요.
하지만 거위의 배 속에는 아무것도 들어 있지 않았어요.
"아이고, 괜히 황금 알을 낳는 거위를 죽였어!"
"이제 어쩌나, 아까운 거위가 죽었으니 이를 어째!"
부부는 눈물을 뚝뚝 흘리면서 가슴을 치며 후회했어요.

## 아가야, 아빠야

(아빠 목소리로 들려주세요)

♥

귀염둥이 나의 아가야,
부부가 너무 욕심을 부려서
황금 알을 낳는 거위를 잃었구나.
이 세상 모든 사람들은 누구나 욕심을 가지고 있단다.
하지만 욕심이라고 다 나쁜 것만은 아니란다.
적당한 욕심은 삶의 목표를 갖게 하고
즐거운 꿈을 꾸게 하지.
하지만 너무 과하게 욕심을 부리면
현실에 감사할 줄 모르고 불평만 하게 된단다.
아가야,
예쁜 네 마음에 알맞은 크기의 욕심을 가지고 살렴.
그래야 네 삶에 만족하며 행복하게 살 수 있단다.

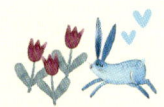

♥
아침에 일어날 때 아기에게 인사를 해 보세요.
"아가야, 잘 잤니? 오늘 하루도 즐겁게 보내자."
밤에 잘 때에는 "귀여운 아가야, 좋은 꿈꾸렴!" 하면서
아기에게 축복의 인사를 해 주세요.


♥
태동이 느껴지면 엄마가 반응을 보여 주세요.
"아가야, 엄마 불렀니?"
"기분이 좋구나. 예쁜 우리 아가."
배를 쓰다듬으면서 다정히 말을 걸어 주면
아기는 더욱 엄마의 사랑을 느낄 수 있습니다.


♥
아기에게 칭찬을 해 주세요.
"무럭무럭 잘 자라는 우리 아가, 참 예쁘구나."
"씩씩한 우리 아가, 발길질이 힘차구나."
칭찬을 많이 받은 아기는 자신감이 넘치는 아이로 자랍니다.

˙˙우정 동화
# 플랜더스의 개

플랜더스 지방의 작은 마을에 마음씨 착한 네로와 할아버지가 우유 배달을 하며 살고 있었어요.

마을 축제가 한창인 어느 날, 축제 행렬을 따라가던 네로와 할아버지는 풀숲에 쓰러져 있는 개 한 마리를 발견했어요.

"할아버지, 저기 개가 쓰러져 있어요."

네로가 울 것 같은 목소리로 말하자 할아버지는 개를 자세히 살펴보았어요.

"아직 살아있구나. 집에 데리고 가서 보살펴 주자."

할아버지와 네로는 쓰러진 개를 집으로 데려와 정성껏 치료해 주고 보살펴 주었어요.
그러자 개는 서서히 기운을 차리기 시작했어요.
네로는 팔짝팔짝 뛰며 기뻐했어요.
"네 이름은 파트라슈야. 너도 이제 우리 식구야."
파트라슈도 할아버지와 네로의 사랑을 아는지, 할아버지가 끄는 우유 수레를 자기가 끌겠다고 나섰어요.
그리고 우유 배달이 끝나면 네로와 네로 친구인 아로아와 함께 들판을 뛰어다니며 놀았어요.
세월이 흘러 할아버지의 기력이 점점 약해지자 할아버지 대신 네로가 파트라슈와 함께 우유를 배달했어요.
네로는 우유 배달이 끝나면 대성당으로 뛰어갔어요.
화가가 꿈인 네로는 대성당에 걸려 있는 위대한 화가 루벤스의 그림을 보고 싶어 했지요.
하지만 그 그림은 돈을 내야만 볼 수 있어서 가난한 네로한테는 꿈도 꿀 수 없는 일이었어요.
어느 날, 네로는 아로아를 그리고 있었어요.
그런데 갑자기 아로아의 아빠 코제츠 씨가 나타나 아로아를 억지로 데리고 갔어요.

'아로아네 아빠는 내가 가난해서 싫어하는 걸 거야. 만약 내가 유명한 화가가 되면 아로아랑 놀 수 있게 해줄지도 몰라.'

네로는 틈나는 대로 그림을 그렸어요.

우유 배달이 끝나면 해가 질 때까지 언덕 위 빈 집에서 그림만 그렸어요.

그리고 그해 겨울, 네로는 미술 공모전에 그림을 냈어요.

며칠 후 언덕 위 풍차에 불이 났어요.

마을 사람들이 뛰어나와 물을 길어 나른 덕분에 아로아네 집까지 불이 번지지 않았어요.

네로도 열심히 물을 날랐지요.

그런데 아로아의 아빠가 네로를 의심했어요.

"너, 아까 이 근처에서 서성거렸지? 여기서 무슨 짓을 한 거야?"

네로는 정말 억울했어요.

길에서 주운 예쁜 인형을 아로아에게 주려고
했을 뿐인데, 아로아의 아빠는 네로가
범인인 것처럼 소문을 냈어요.

마을 사람들은 아로아 아빠 편을 들었어요.

네로는 마을에서 외톨이가 되었어요.
어느덧 크리스마스가 다가왔어요.
집집마다 맛있는 냄새와 흥겨운 노랫소리가 가득했지만 네로네 집은 쓸쓸하고 조용했어요.
네로는 추위와 배고픔을 참으며 아픈 할아버지의 손을 꼭 잡고 있었어요.
하지만 할아버지는 네로를 남겨 둔 채 하늘나라로 가셨어요.
"할아버지, 할아버지, 제발 눈 좀 떠 보세요."
네로는 싸늘하게 식은 할아버지를 끌어안고 울부짖었어요.
네로의 울음에 놀란 파트라슈가 달려오자 네로는 파트라슈를 꼭 끌어안고 엉엉 울었어요.

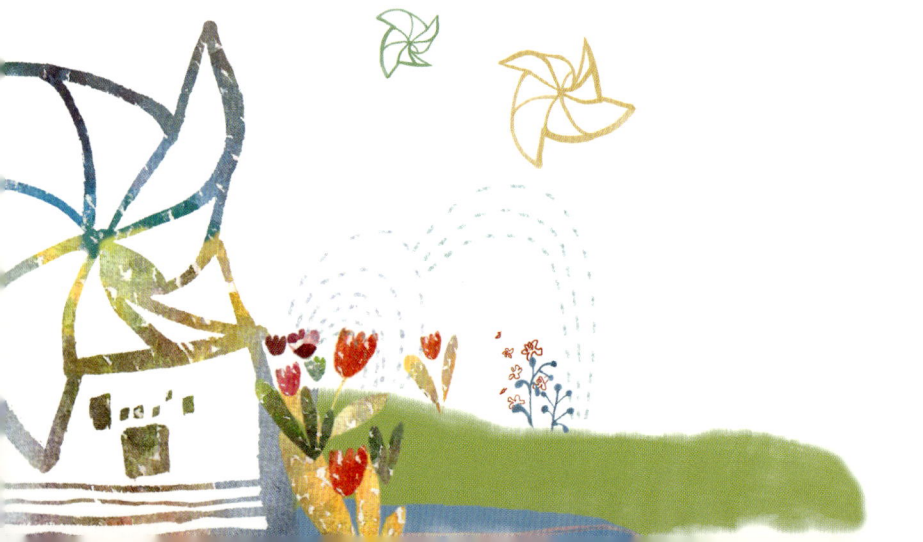

네로는 마을 사람들의 도움으로 할아버지를 성당 옆 묘지에 묻었어요.
이제 네로는 갈 곳이 없었어요.
밀린 집세 때문에 오두막집에서 쫓겨났거든요.
네로는 파트라슈와 함께 미술 공모전 결과를 보기 위해 시청으로 갔어요.
하지만 당선작은 네로의 작품이 아니었어요.
실망한 네로는 파트라슈를 데리고 마을로 돌아왔어요.
세찬 바람이 불고, 쌓인 눈은 무릎까지 푹푹 빠졌어요.
금방이라도 쓰러질 것 같은 네로의 눈앞에 지갑이 보였어요.
"어, 아로아네 아빠 것이네. 얼마나 걱정할까? 어서 갖다드리자. 파트라슈."
네로는 가까스로 기운을 내어 아로아네 집으로 갔어요.
지갑을 건네받은 아로아네 엄마는 무척 고마워했어요.
"이건 파트라슈가 찾은 거예요. 파트라슈를 잘 보살펴 주세요. 며칠 동안 아무것도 못 먹었어요."
네로는 눈물을 훔치며 돌아섰어요.
파트라슈는 네로를 따라가려고 문을 발로 긁어대며 슬프게 짖어댔어요.

한참 후, 아로아네 아빠가 문을 열고 들어오자 파트라슈는 그 틈을 타서 밖으로 뛰어나갔어요.
그러고는 네로의 희미한 발자국을 따라 있는 힘껏 뛰었어요.
파트라슈는 성당에 쓰러져 있는 네로를 발견했어요.
파트라슈가 네로의 뺨을 핥자 네로는 가까스로 눈을 떴어요.
그때 성당 안을 비추던 달빛이 네로가 그토록 보고 싶어 하던 루벤스의 그림을 은은하게 비추었어요.
"그, 그림이 보여……. 파트라슈, 난 소원을 이뤘어."
네로는 기쁨의 눈물을 흘리며 눈을 감았어요.
다음날 아침, 성당의 신부님이 늙은 개와 소년이 꼭 끌어안고 죽어 있는 것을 발견했어요.
마을 사람들은 네로와 파트라슈를 위해 기도해 주었어요.
이 소식을 듣고 아로아와 함께 달려온 코제츠 씨는 가슴을 치며 후회의 눈물을 흘렸어요.

## 아가야, 아빠야

(아빠 목소리로 들려주세요)

자꾸만 불러 보고 싶은 아가야,
아름답고도 슬픈 이야기 잘 들었니?
귀여운 네로와 듬직한 파트라슈의 우정이 정말 감동적이구나.
네로는 죽어 가는 파트라슈를 살리고 가족처럼 대해 주었어.
파트라슈도 생명의 은인인 네로와 끝까지 함께했단다.
어려운 시간을 함께 견뎌 냈기 때문에
네로와 파트라슈의 우정이 더 빛이 나는 거야.
서로를 생각하는 보석 같은 마음이
둘의 우정을 키운 거란다.
우리 아가도 빛나는 우정을
마음에 품고 사는 사람으로 자라기를 바란다.

··좋은 글
# 우정의 꽃

나는 우정의 꽃밭지기입니다.
사람들의 마음을 가꾸어서
아름다운 우정의 꽃을 피울 수 있게 도와주지요.
참다운 우정의 꽃을 피우는 방법을 알려 드릴게요.
먼저, '배려'라는 영양분이 필요해요.
벗의 이야기를 잘 들어 주는 일,
벗의 마음이 상하지 않도록 말을 하는 일이 그렇습니다.
하찮은 일 같아도 우정의 꽃을 피우는 데 중요한 밑거름이 되지요.
둘째, 약속을 잘 지키는 일입니다.
아무리 절친한 사이라도 약속을 자꾸 어기면 믿음이 깨지게 되지요.
작은 약속도 꼭 지키려는 성의는 꽃밭에 물을 주는 것과 같습니다.

셋째, 벗의 기쁨과 슬픔을 함께 나누려는 마음입니다.
참된 우정은 벗의 기쁨과 슬픔을 나의 일처럼 여기며
좋은 일, 궂은 일을 함께합니다.
이런 마음은 꽃에 햇살을 주는 것과 같습니다.
이렇듯 우정의 꽃은 정성과 사랑을 주어야 예쁜 꽃을 피울 수 있습니다.

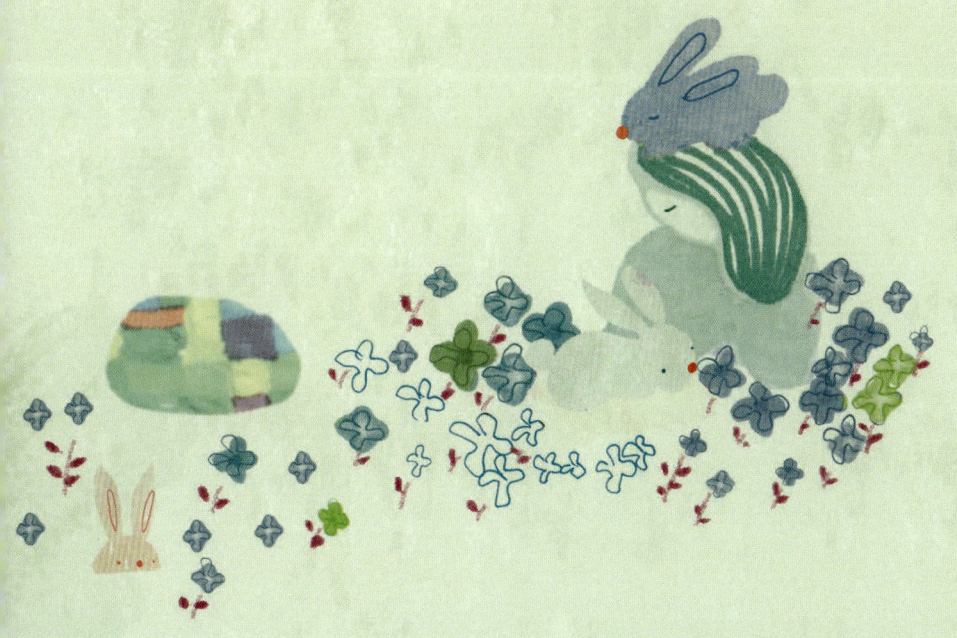

좋은 시
## 돌담에 속삭이는 햇발

김영랑

돌담에 속삭이는 햇발같이
풀 아래 웃음 짓는 샘물같이
내 마음 고요히 고운 봄길 위에
오늘 하루 하늘을 우러르고 싶다

새악시 볼에 떠오르는 부끄럼같이
시의 가슴 살포시 젖는 물결같이
보드레한 에메랄드 얇게 흐르는
실비단 하늘을 바라보고 싶다

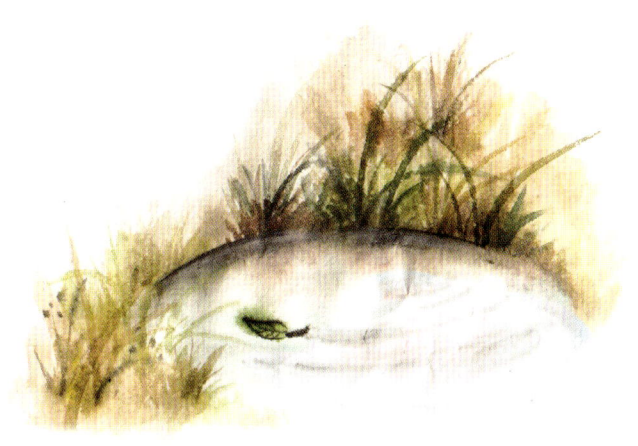

아름다운 시 한 편에 마음이 황홀해집니다.
돌담에 속삭이는 햇발이 내 귀에도 속삭이는 듯합니다.
맑고 깨끗한 자연처럼 살자고, 예쁜 미소를 지으며 살자고 내게 속삭입니다.
서정시의 대표 시인 김영랑은 이렇게 자연을 노래하는 시를 많이 썼지요.
이런 시를 쓰는 작가는 마음이 여릴 것만 같지만, 3·1운동 때 의거하려다 발각되어서
6개월간 옥고를 치르기도 했답니다.
어쩌면 이 시는 작가가 살고 싶은 평화로운 세상을 노래한 것일지도 모릅니다.
김영랑이 꿈꾸던 세상, 우리도 그렇게 살아가기를 소망해 봅니다.

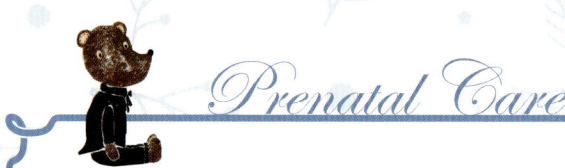

## 아빠 태교

#### ·· 태담은 꾸준히 하는 것이 중요해요

유아교육학자들은 '피부는 제2의 뇌'라고 합니다. 태담을 할 때에는 아내의 배를 쓰다듬으며 사랑을 표현해 보세요. 부드럽고 또박또박한 말투로 하는 것이 좋아요. 아빠의 낮은 목소리는 아기에게 잘 전달되고 안정감을 줄 뿐만 아니라 아기의 뇌세포를 활성화시킨다고 합니다.
아기가 아빠의 목소리를 잘 기억하고 존재감을 느낄 수 있도록 꾸준히 태담을 해 주세요.

#### ·· 부부 싸움은 짧게 끝내는 것이 좋아요

부부 싸움을 하게 되었을 경우에는 짧은 시간에 마무리 짓는 것이 좋아요. 화가 난다고 해서 상처되는 말은 절대 하지 말아야 해요. 이내가 몹시 흥분하거나 두려움에 떨면 아기도 그대로 불안감을 느낍니다. 아내의 심리적 안정이 무엇보다 중요하니 참을성을 가지고 노력해야 합니다.

#### ·· 가사에 적극적으로 참여해 주세요

아내는 이제 배가 많이 불러서 집안일을 하기가 버겁습니다. 소소한 일도 알아서 도와주고 특히 집안에 행사가 있으면 무리하지 않게 배려를 해 주세요. 장을 볼 때 함께 간다거나 식사 준비를 도와주는 것도 좋아요.
특히 아내가 워킹맘일 경우에는 주말에 잘 쉴 수 있도록 배려를 해 줘야 합니다.

아내에게 필요한 것이 무엇인지, 도와줄 일은 무엇인지 자주 대화하는 것이 필요합니다.

### ·· 유방 마사지를 해 주세요

마사지는 신체의 긴장을 완화시켜주고 마음의 긴장까지 풀어 줍니다. 유방 마사지를 하면 유방 전체의 혈액 순환이 좋아져서 출산 후 모유 수유에도 좋고 젖몸살 예방에도 효과적입니다. 육아 서적에 나와 있는 방법을 보고 올바른 방법으로 마사지를 해 주세요. 그리고 피곤한 아내를 위해 목과 어깨를 가볍게 안마해 줘도 좋습니다.

### ·· 아내가 꾸준히 운동 할 수 있게 도와주세요

아내는 배가 불러올수록 몸이 무거워져서 움직이기 귀찮아합니다. 자칫 관리를 소홀히 해서 체중이 불어나면 임신 중독증의 위험이 높아지고 순산에도 어려움이 있으니 꾸준히 운동을 할 수 있도록 도와주세요. 임신 중에 하는 운동은 체력과 근력을 증진해 요통을 예방하고 숙면과 심리적 안정에도 도움을 주고 변비 예방에도 효과적입니다.

임신 중에는 격렬하게 몸을 움직이거나 복부에 힘이 가해지는 운동, 접촉이 있는 운동은 삼가야 해요. 임신부 요가, 가벼운 체조, 수영과 같은 운동을 추천합니다. 수영의 경우에는 전신 운동이다 보니 임신 중독증, 당뇨병, 심장 질환이 있는 임신부는 의사와 상담을 한 후에 하는 것이 좋아요.

운동을 할 때에는 무리하지 않도록 하며, 운동을 하고 난 후에는 수분을 섭취하고 푹 쉴 수 있도록 합니다. 남편과 함께할 수 있는 운동에는 좋은 공기를 맡으며 가볍게 걷기, 스트레칭하기, 호흡하기 등이 있어요. 무엇보다 자기 몸 상태에 맞는 운동을 택해서 적당하게 꾸준히 하는 것이 중요하답니다.

### ·· 태담하기 좋은 시간도 있어요

아기의 청각이 발달하는 시간은 오후 8시에서 10시 사이입니다. 이 시간에 태담을 들려주는 것도 좋은 방법입니다. 아기가 엄마 아빠의 목소리에 집중할 수 있게 조용한 분위기에서 하는 것이 좋습니다. 다정하게 인사를 건네고 엄마, 아빠의 마음을 전해 보세요.

배 속에서 아기가 움직이면 같이 호응해 주고 칭찬해 주세요. 아기도 무척 기뻐한답니다. 배 속에서부터 엄마 아빠와 교감한 아이는 태어난 후 발달 지수도 높고 부모와도 좋은 애착 관계를 가질 수 있어요.

### ·· 이 시기 아내의 운전

임신 중에 아내가 장거리 운전을 하는 경우를 제외하고는 운전을 하는 것은 괜찮아요. 그런데 32주 이후에는 작은 접촉 사고로도 유산이나 조산이 될 수 있으니 가급적 운전을 하지 않는 것이 좋아요.

남편이 차를 운전할 때에도 뒷자석에 아내를 앉히는 것이 좋은데 불편하더라도 안전 벨트를 착용해야 해요. 안전벨트의 가로 끈은 복부 밑 골반 뼈에 걸치고, 어깨 끈은 가슴 사이를 지나 복부의 측면을 가로지르게 하면 됩니다.

### ·· 임신부 교실에 함께 참여해요

임신 중기가 지나면 아내와 함께 임신부 체조 교실이나 부부 교실 등에 참여하는 것을 추천합니다. 아빠 태교, 커플 요가, 마사지하는 방법, 출산 시 호흡법 등 다양한 강좌가 준비되어 있어요. 함께하는 활동이니 부부 사이에 친밀감이 높아질 수도 있고 다른 이들과 교류도 하며 즐거운 시간을 보낼 수도 있어요. 무엇보다 이곳에서 배운 내용을 유익하게 잘 활용할 수 있을 거예요.
이 밖에 산부인과나 보건소 등에서 하는 임신부 교실도 있으니 나에게 필요한 강좌를 찾아 함께 들어 볼 것을 권합니다.

## ·· 정기 검진 때에는 아내와 함께해 주세요

정기 검진하는 날을 미리 기억해 두었다가 아내와 함께 동행해 주세요. 출산을 할 때까지 아내는 아기가 건강하게 잘 자라고 있는지 걱정을 하고 있답니다. 남편이 검진 일을 먼저 챙겨 주고 함께해 준다면 무척 힘이 날 거예요. 정기 검진 때 함께 가서 아기가 커 가는 모습을 아내와 함께 지켜보고 궁금한 것이 있으면 담당 의사에게 질문을 하면 됩니다.

## ·· 향기 태교

20주가 지나면 배 속의 아기도 향기를 기억한답니다. 냄새를 직접 맡지는 못하지만 엄마를 통해 향기를 느끼지요.
임신부에게 좋은 향은 아이비, 레몬, 유칼립투스, 리베라, 장미, 국화, 레몬 향 등입니다. 좋은 향기는 기분을 좋게 하고 마음을 편안하게 합니다. 좋은 향이 나는 식물을 키운다거나 꽃길 산책하기, 숲으로 떠나는 여행하기 등도 좋겠지요.
특히 우울하고 마음이 불안정할 때에는 향기 태교가 효과적입니다. 최근에는 예비 부모를 대상으로 '숲 태교 프로그램'을 무료로 운영하는 곳도 있으니 가까운 곳에 이런 행사가 있다면 함께 참여해도 좋겠습니다.

### '출산 전후 휴가', '육아 휴직' 미리 알아보세요

고용노동부에서 여성 일자리 대책 일환으로 육아 휴직과 배우자 출산 휴가 유급을 확대하는 정책을 발표했습니다. 임신기 여성노동자의 육아 휴직과 배우자의 출산 유급 휴가도 확대하는 내용이었는데요, 육아 휴직을 쓸 수 있는 요건도 완화되었다고 합니다. 해당되는 사항을 미리 알아보고 준비해서 꼭 필요한 시기에 잘 활용하면 좋겠습니다.

… 아빠 *Diary*

(아빠 손글씨로 편지를 써 주세요)

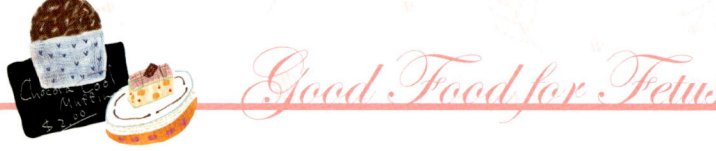

## 음식 태고

### ·· 임신 중기에는 단백질 섭취가 중요해요

임신 중기는 단백질의 섭취가 가장 많이 필요한 시기입니다. 단백질은 모체의 적혈구 생산뿐만 아니라 유방의 조직 구성, 태반, 자궁, 아기의 두뇌 발달과 근육을 형성하는 데 관여하기 때문이지요.
단백질에는 동물성 단백질과 식물성 단백질이 있습니다. 동물성 단백질은 생선, 쇠고기, 우유, 달걀 등에 풍부하며, 식물성 단백질은 밀, 쌀, 콩, 두부, 두유, 곡류 등에 많이 함유되어 있습니다.

### ·· 단백질이 풍부한 두부 강정 만들기

① 두부를 먹기 좋은 크기로 썬 다음 물기를 뺍니다.
② 준비된 두부에 녹말가루를 골고루 입혀 주세요.
③ 180도의 기름에서 녹말가루를 입힌 두부를 바삭하게 튀깁니다.
④ 두부를 조릴 냄비에 기름을 약간 넣고 마늘을 먼저 볶습니다. 그런 다음 양념장을 넣고 졸입니다. 양념장은 다시마를 우려낸 물에 간장, 물엿, 마늘, 고춧가루 등을 넣어 만듭니다. 이때 식성에 따라 간장과 고춧가루의 양을 조절합니다. 양념장이 끓으면 녹말 물을 약간 넣어 양념장을 걸쭉하게 만듭니다.
⑤ 양념장이 끓으면 튀겨낸 두부와 섞어 주세요. 여기에 브로콜리나 파프리카를 섞으면 영양 만점 두부 강정이 된답니다.

·· 짜지 않게 드세요

소금 속에 들어 있는 나트륨 성분은 몸속에 수분을 고이게 해서 부종, 고혈압, 단백뇨 등의 증상이 나타나는 임신 중독증의 원인이 되기도 합니다.
이를 예방하려면 되도록 싱겁게 먹고 야채, 오이, 버섯, 미역국 등의 담백한 음식을 섭취하는 것이 좋습니다. 귀찮다고 자주 외식을 할 경우 나트륨을 과다 섭취할 수 있으니 주의해야 합니다.
한방 태교에서는 재래식으로 만든 잘 정제된 죽염을 권장합니다.

·· 나트륨을 적게 섭취하는 방법

소금을 적게 섭취하려면 맛이 강한 양념 재료를 쓰면 좋아요. 마늘, 생강, 파, 식초, 참깨 등을 쓰면 좋아요. 그리고 토마토와 레몬같이 향이 많이 나는 야채를 이용하는 것도 좋은 방법이에요. 국을 끓일 때는 국물에 비해 건더기를 많이 넣어서 국물보다 건더기를 많이 먹도록 합니다. 이때에도 국물은 짜지 않게 합니다.
그리고 인스턴트 식품이나 과자류에도 나트륨이 많이 함유되어 있으니 되도록 먹지 않는 것이 좋습니다.

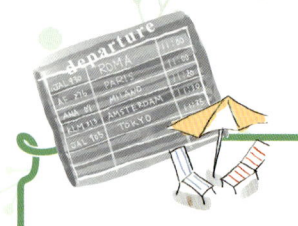

# Travels for Fetus

## 태교 여행

### ·· 내소사 전나무 숲길

전북 부안의 내소사 입구에는 150년 전에 만들어진 전나무 숲길이 있습니다. 약 500m 정도 울창하게 늘어선 전나무 숲길은 한국의 아름다운 길에 선정되기도 했지요. 이 길에 들어서면 나무가 뿜어내는 피톤치드를 온몸으로 느낄 수 있습니다.

또한 수수한 아름다움을 간직한 내소사를 둘러보며 대웅전의 아름다운 꽃 문살을 살펴보는 것도 즐거운 경험이 될 것입니다. 그 밖에 부안에는 격포해수욕장 등 아름다운 바다 풍경을 감상할 수 있는 곳이 많습니다.

부안의 관광 안내는 부안군 홈페이지(www.buan.go.kr)를 참고하세요.

### ·· 마음이 탁 트이는 순천만으로 떠나요

전남에 있는 순천만은 우리나라의 대표적인 연안 습지입니다. 세계 희귀종의 새들이 머물고 가는 순천만은 원형이 잘 보존된 생명의 땅으로, 세계 5대 습지에 들어갈 만큼 아름다운 곳입니다. 드넓은 갯벌에 펼쳐진 갈대밭은 보는 이의 마음까지 탁 트이게 하는데, 갈대밭 사이에는 1.2km의 데크가 있어 갯벌을 기어 다니는 생물들을 보면서 산책할 수 있습니다.

순천만생태공원 홈페이지(www.suncheonbay.go.kr)에 들어가면 다양한 생태 프로그램이 안내되어 있으니 새로운 경험을 하고 싶다면 미리 예약을 하고 가는 것이 좋습니다.

### ·· 안면도 자연휴양림

충남 태안에 위치한 안면도 자연휴양림은 국내 유일의 소나무 천연림입니다. 솔잎 향이 그윽한 소나무 숲길을 걷다 보면 몸과 마음이 상쾌해짐을 느낄 수 있습니다. 잠시 사색이나 명상을 해 보세요. 이것도 삼림욕의 한 방법이랍니다.

휴양림 인근에 있는 안면도 수목원도 볼거리입니다. 자연미를 그대로 살린 이 수목원은 생태습지원, 지피원, 식용수원 등의 테마원으로 나누어져 있으며, 여러 종류의 나무가 심어진 산책 공간도 있습니다. 아름다운 꽃과 나무를 보면서 다정하게 아기에게 말을 걸어 보세요.

안면도 자연휴양림은 매달 초 홈페이지(www.anmyonhuyang.go.kr)를 통해 예약을 받으며, 수목원과 인근 관광 명소도 소개하고 있으니 활용해 보세요.

### ·· 알아 두면 좋아요

요즘에는 태교 여행으로 괌, 푸켓, 사이판, 세부 등 해외로 떠나는 경우가 많습니다. 만약 비행기를 탈 경우에는 비행 시간이 너무 길지 않은 지역을 선택합니다. 그리고 창가 쪽보다는 복도 쪽에 앉습니다. 한 자세로 오래 앉아 있으면 다리에 부종이 생기기 때문에 틈틈이 가벼운 운동을 해 줘야 하기 때문입니다. 그리고 임신부는 화장실을 자주 가기 때문에 복도 쪽 자리가 더 편하답니다.

비행기를 타기 전에 미리 간식거리를 준비하는 것이 좋으며, 소음이 덜한 비행기 앞쪽에 앉는 것이 좋습니다.

## Question & Answer

**Question** 몸이 부어요

**Answer** 임신을 하면 갑자기 체중이 늘어나고, 혈액 순환이 잘 되지 않아 몸 안에 수분이 고이게 됩니다. 그래서 손발이 자주 붓게 되는데, 이는 임신부에게 흔한 증상으로 대부분의 부종은 푹 쉬면 나아집니다.

다리가 부었을 때 다리를 조금 높게 하고 휴식을 취하면 부종이 가라앉게 됩니다. 염분이 많은 음식을 자제하고, 잠은 충분히 자며, 가벼운 마사지를 하는 것도 좋습니다. 하지만 부종이 계속될 경우에는 임신 중독증일 수 있으므로 반드시 의사와 상담을 해야 합니다.

**Question** 비만이 출산에 어떤 영향을 주나요?

**Answer** 임신부가 비만일 경우에는 심장과 신장에 부담을 주어 혈압이 높아지기 때문에 임신 중독증에 걸릴 확률이 높습니다. 혈압이 높아지면 태반의 혈액 순환에도 영향을 주기 때문에 조산의 위험이 높아집니다. 비만인 임신부는 출산 시간이 지연이 되므로 제왕 절개의 확률도 높아집니다.

그리고 과도한 당분을 섭취하는 임신부는 대사 기능의 이상으로 혈당치가 올라가 당뇨병에 걸리기 쉽습니다. 당뇨병에 걸리면 거대아를 낳을 우려가 있기 때문에 출산 시에도 난산이 될 가능성이 높습니다.

비만은 임신부와 아기를 위험에 빠뜨릴 수 있으므로 적당한 운동과 균형 있는 식사를 하는 것이 중요합니다.

**Question** 임신 중에 목욕탕에 가도 될까요?

**Answer** 임신 중에는 분비물과 땀이 많아지기 때문에 샤워나 목욕으로 청결을 유지하는 것이 좋습니다. 하지만 임신 초기에 37.7℃ 이상의 뜨거운 물에 들어가면 유산의 위험이 높고, 아기에게도 신경관결손증의 위험이 있다고 합니다. 임신을 하면 질 내부의 산도가 떨어지기 때문에 감염의 위험이 높습니다. 따뜻한 탕 속에 들어가고 싶을 때에는 이른 아침 깨끗한 물에 들어가는 것이 좋으며, 되도록이면 위험이 덜한 임신 중기 이후에 가는 것이 좋습니다. 특히 한증막과 찜질방은 탈수와 혈관 이완으로 저혈압이 일어나므로 자제하도록 합니다.

**Question** 임신 중에 아기의 아토피를 예방할 수 있나요?

**Answer** 무엇보다 엄마가 건강해야 아기도 건강합니다. 아기에게 배 속에서부터 건강한 태내 환경을 만들어 주어야 합니다. 균형 잡힌 식사를 하며, 자극을 주는 짜고 매운 음식은 피합니다. 가급적이면 인스턴트 식품은 피하고, 커피와 홍차 같은 카페인이 든 음식과 탄산음료는 자제하는 것이 좋습니다.

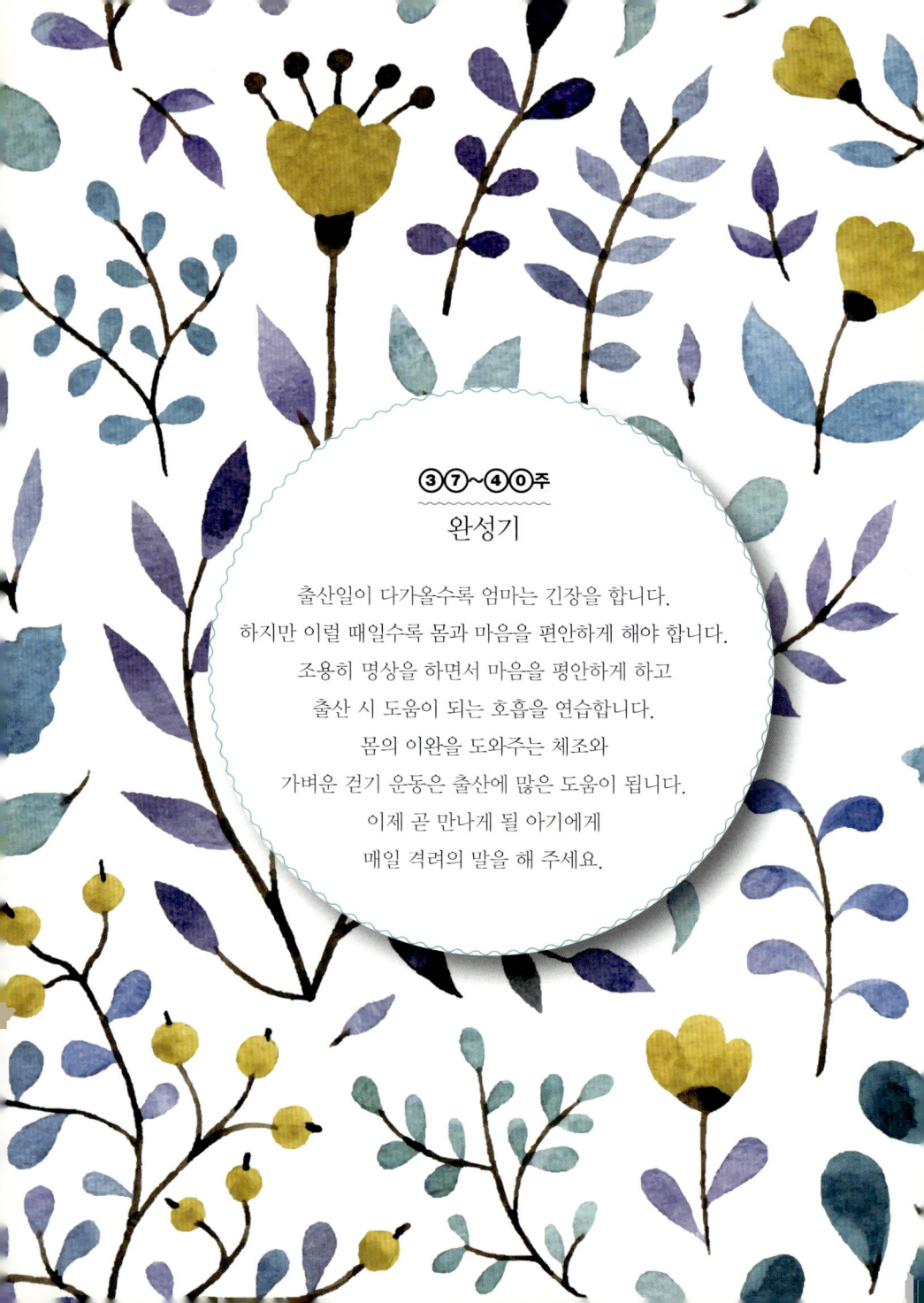

## ㊲~㊵주
## 완성기

출산일이 다가올수록 엄마는 긴장을 합니다.
하지만 이럴 때일수록 몸과 마음을 편안하게 해야 합니다.
조용히 명상을 하면서 마음을 평안하게 하고
출산 시 도움이 되는 호흡을 연습합니다.
몸의 이완을 도와주는 체조와
가벼운 걷기 운동은 출산에 많은 도움이 됩니다.
이제 곧 만나게 될 아기에게
매일 격려의 말을 해 주세요.

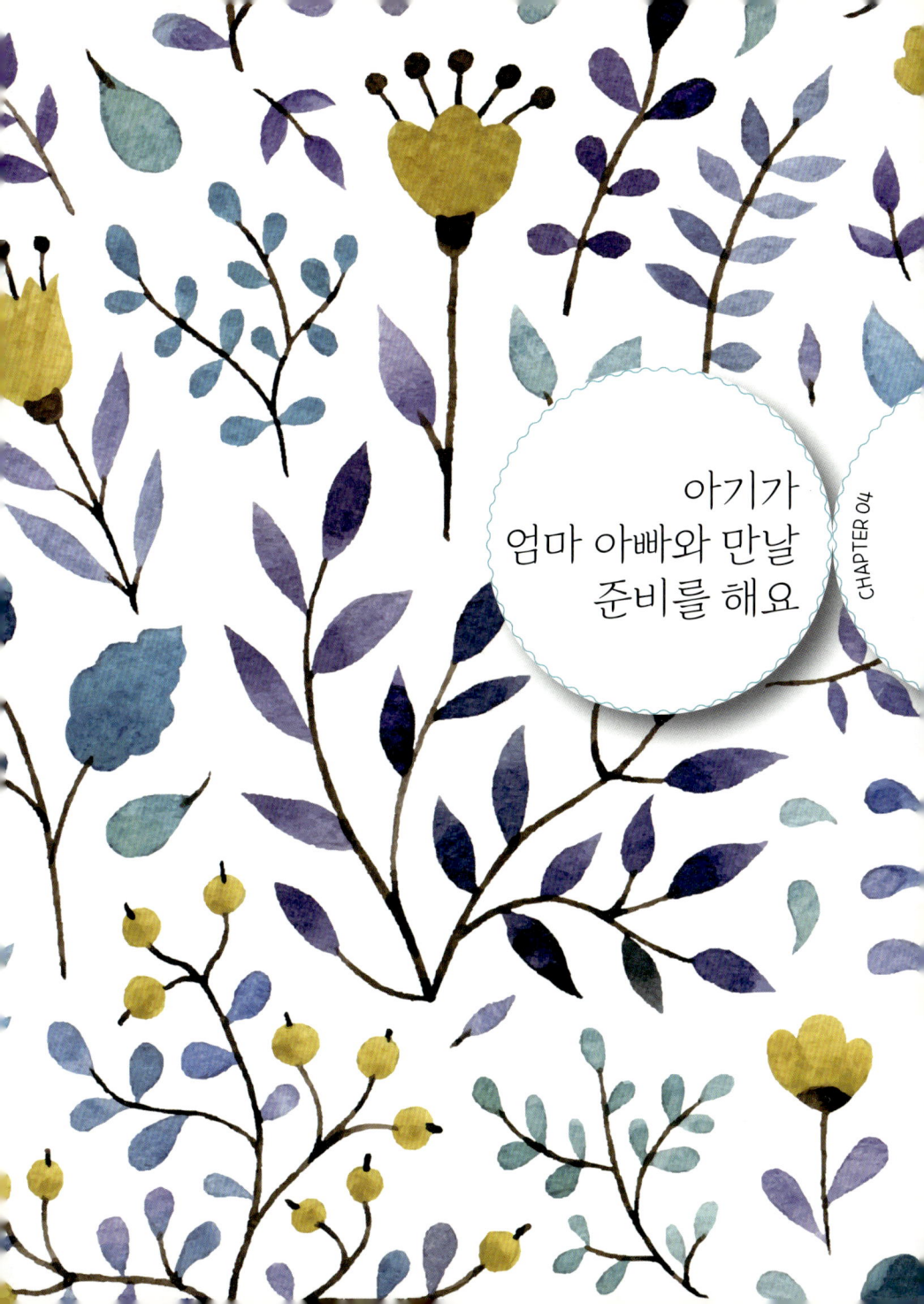

아기가
엄마 아빠와 만날
준비를 해요

CHAPTER 04

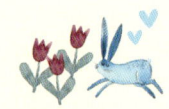

♥
37주 정도가 되면 아기의 모든 장기가 완성되며,
자궁을 꽉 채울 만큼 몸이 커진답니다.
이제 아기는 40분 주기로 자고 깨면서
시간의 리듬이 생깁니다.

♥
출산일이 다가올수록 엄마는 긴장을 하게 되고
이런 감정은 아기에게 전달됩니다.
아기에게 용기의 말을 들려주세요.
"엄마도 씩씩하게 잘할 테니까, 우리 아기도 잘할 수 있지?"
용기를 북돋아 주는 말은 아기와 엄마에게 힘을 준답니다.

♥
이제 곧 만나게 될 아기에게 편지를 써 보세요.
아기를 기다리는 설레는 마음을 담아 보세요.
아빠와 함께 쓰면 더욱 좋겠지요.
엄마 아빠의 사랑이 담긴 편지는 아기에게 멋진 선물이 될 거예요.

·· 사랑 동화
## 키다리 아저씨

오늘 존 그리어 고아원은 무척 바빴어요.
한 달에 한 번, 고아원을 후원하는 사람들이 방문하는 날이거든요.
고아원에서 제일 맏이인 저루샤는 동생들과 부지런히 청소를 했어요.
그날 오후 고아원 원장님이 저루샤를 불렀어요.
저루샤는 원장실로 가다 마지막으로 나가는 후원자의 뒷모습을 보았어요.
긴 그림자가 마치 키다리처럼 보여서 저루샤는 웃음이 났지요.
원장님은 저루샤에게 좋은 소식을 전해 주었어요.
"방금 나가신 분이 우리 고아원에 제일 많은 기부금을 내는 분이란다. 그분께서 너를 대학에 보내 주신다고 하셨단다. 네가 쓴 글을 읽으시고 너를 작가로 키우고 싶다고 하셨어. 대신 한 달에 한 번 네 생활을 자세히 써서 그분께 편지를 보내야 한단다."
"네? 정, 정말이에요?"
저루샤는 얼마나 기쁜지 마치 꿈을 꾸는 것만 같았어요.
대학에 입학한 저루샤는 자신의 후원자에게 편지를 썼어요.

**저를 대학에 보내 주신 고마운 분께**
안녕하세요? 저는 저루샤 애벗이에요.
저를 대학에 보내 주셔서 정말 감사드려요.
저는 지금 퍼거슨 기숙사에서 편지를 쓰고 있어요.
얼굴도 모르는 분께 편지를 쓰려니 어색하네요.
아저씨를 '키다리 아저씨'라고 부르면 안 될까요?
예전에 아저씨의 긴 그림자를 보고 떠올린 거예요.
아저씨도 마음에 드셨으면 좋겠어요.

**키다리 아저씨께**
이곳 기숙사에는 저와 같은 신입생 줄리아와 샐리가 있어요.
샐리는 친절하지만, 뉴욕 명문가의 딸 줄리아는 제게 관심도 없는 눈치예요.

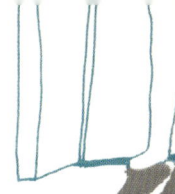

참, 오늘부터 제 이름을 '주디'라고 바꿨어요.
귀엽고 예쁘지 않나요?
원장님이 지어 주신 제 이름이 마음에 안 들었거든요.
아저씨가 보내 주신 돈으로 산 옷들이 벌써 여섯 벌이나 되었어요.
자선 상자에 든 것만 입다가 새 옷을 입으니 얼마나 기쁜지 몰라요.

**키다리 아저씨께**

저는 요즘 저녁마다 소설책을 읽어요.
제가 책을 많이 못 읽어서 다른 아이들과 대화가 안 되더라고요.
그래서 제 수준을 올리려고 책을 읽다 보니 책 읽는 것이 얼마나 재미있는지 깨달았어요.
이제 독서는 저에게 아주 중요한 일이 되었어요.
책을 읽는 시간이 정말 행복하답니다.

**키다리 아저씨께**

꽃이 만발한 오월의 학교 정원은 정말 아름다워요.
오늘은 줄리아의 삼촌 '저비스 펜들턴'이라는 분께 학교를 안내해 드렸어요.
근처에 오셨다가 잠깐 들리셨는데 줄리아가 수업이 있어서 제가 안내해 드렸어요.

우리는 차도 마시고 많은 이야기를 나누었어요.
그분은 아저씨처럼 키도 크고 아주 자상한 분이었어요.

**키다리 아저씨께**
이제 긴 방학이 시작되었어요.
저는 아저씨가 소개해 준 록 윌로 농장에 와 있어요.
경치도 좋고 정말 멋진 곳이에요.
이곳 농장에 사는 셈플 씨 부부에게 재미있는 이야기를 들었어요.
이 농장의 주인이 저비스 펜들턴 씨라는 거예요.
그분이 누군지 아시죠? 지난번 편지에 썼던 줄리아의 삼촌 말이에요.
그분의 어린 시절 이야기를 듣고 참 신기하다는 생각을 했어요.

**키다리 아저씨께**
여러 과목을 공부하는 것은 쉽지 않지만 저는 요즘 공부에 몰두해 있어요.
그리고 기쁜 소식이 있어요.
제가 단편 소설 공모전에 당선되었어요.
제 능력을 알아보셨으니 제가 작가가 되면 모두 아저씨 덕분이에요.
그리고 제가 봄 연극제에 출연하게 되었답니다.
아저씨도 많이 축하해 주세요.

**키다리 아저씨께**

오랫동안 편지를 보내지 못해 죄송해요.
여름방학 때 샐리네 집에 가려고 했는데 아저씨가 못 가게 하셔서 화가 났거든요.
샐리네 집 대신 록 윌로 농장으로 가라고 하셨잖아요.
그곳에서 저비스 씨를 만나 함께 산책도 하고, 밥도 먹고, 말 타는 법도 배웠어요. 참 따뜻하고 좋은 분이에요.

**키다리 아저씨께**

드디어 졸업이에요.
제가 쓴 장편 소설이 조금이나마 팔려서 정말 기뻐요.
제가 작가가 되기를 바라셨으니 아저씨도 기쁘시죠?
정말 감사해요.
아저씨, 제가 저비스 씨 이야기 많이 해 드렸죠?
그분이 저에게 청혼을 했는데 제가 거절을 했어요.
그분을 사랑하지만 그런 훌륭한 분과 저는 어울리지 않는 것 같아요.
하지만 정말 혼란스러워요.

키다리 아저씨께

오, 정말로 저는 꿈을 꾸는 것만 같아요.

처음으로 아저씨의 초대를 받고 두근거리는 마음으로 아저씨를 찾아갔지요.

그런데 세상에, 나의 키다리 아저씨가 저비스 씨였다니!

"하하, 주디. 내가 키다리 아저씨라는 것 몰랐어?"

지금도 아저씨의 목소리가 들리는 것 같아요.

아저씨가 무척 보고 싶어요.

이제부터 아저씨랑 영원히 함께 있을 거예요.

-당신의 주디 올림-

## 아가야, 아빠야

(아빠 목소리로 들려주세요)

사랑하는 아가야,
아빠는 주디가 참 예쁘구나.
어려운 환경에도 기죽지 않고 언제나 씩씩하지.
자신의 꿈을 위해 노력할 줄 알고
자신을 도와준 사람에게 은혜를 갚을 줄도 알아.
아빠는 이런 주디를 보면서
우리 아가도 주디처럼 크면 좋겠다고 생각했어.
귀여운 나의 아가야,
밝고 명랑한 사람은 곁에 있는 사람까지 즐겁게 한단다.
아마 키다리 아저씨도 그랬을 거야.
해맑은 주디의 모습에 반해 사랑하게 된 거지.
자신의 삶을 꿋꿋하게 살아가는 주디의 참모습을 사랑했던 거야.
우리도 그렇게 사랑하며 살자. 알았지?

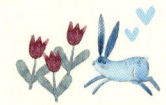

♥
엄마 아빠의 어린 시절 사진을 보여 주세요.
배 속 아기와 함께 앨범을 보면서
지난 추억을 즐겁게 이야기하면
엄마 아빠와 아기는 훨씬 가까워질 수 있겠지요.

♥
아기와 함께하는 시간을 사진으로 남겨 주세요.
태교 여행이나 엄마의 만삭 사진 등
배 속 아기와 함께하는 사진은
훗날 아기에게 좋은 추억이 된답니다.

♥
좋은 그림에 푹 빠져 보세요.
색상의 조화가 아름다운 그림은
엄마의 마음을 편안하게 하고
아기의 정서를 풍부하게 한답니다.

··배려 동화
## 장님의 등불

오로지 자기만 알고 남을 배려할 줄 모르는 한 남자가 살았어요.
그에게는 친구가 단 한 명도 없었지만 왜 자신에게 친구가 없는지 이유를 몰랐어요.
그러던 어느 날, 그는 사랑에 빠졌어요.
같은 마을에 사는 여자였지요.
하루라도 그녀를 보지 않으면 견딜 수가 없었어요.
가슴앓이를 하던 남자는 그녀에게 사랑을 고백하기로 결심했어요.
남자는 마을 언덕으로 올라가 그녀에게 줄 꽃을 꺾기 시작했어요.

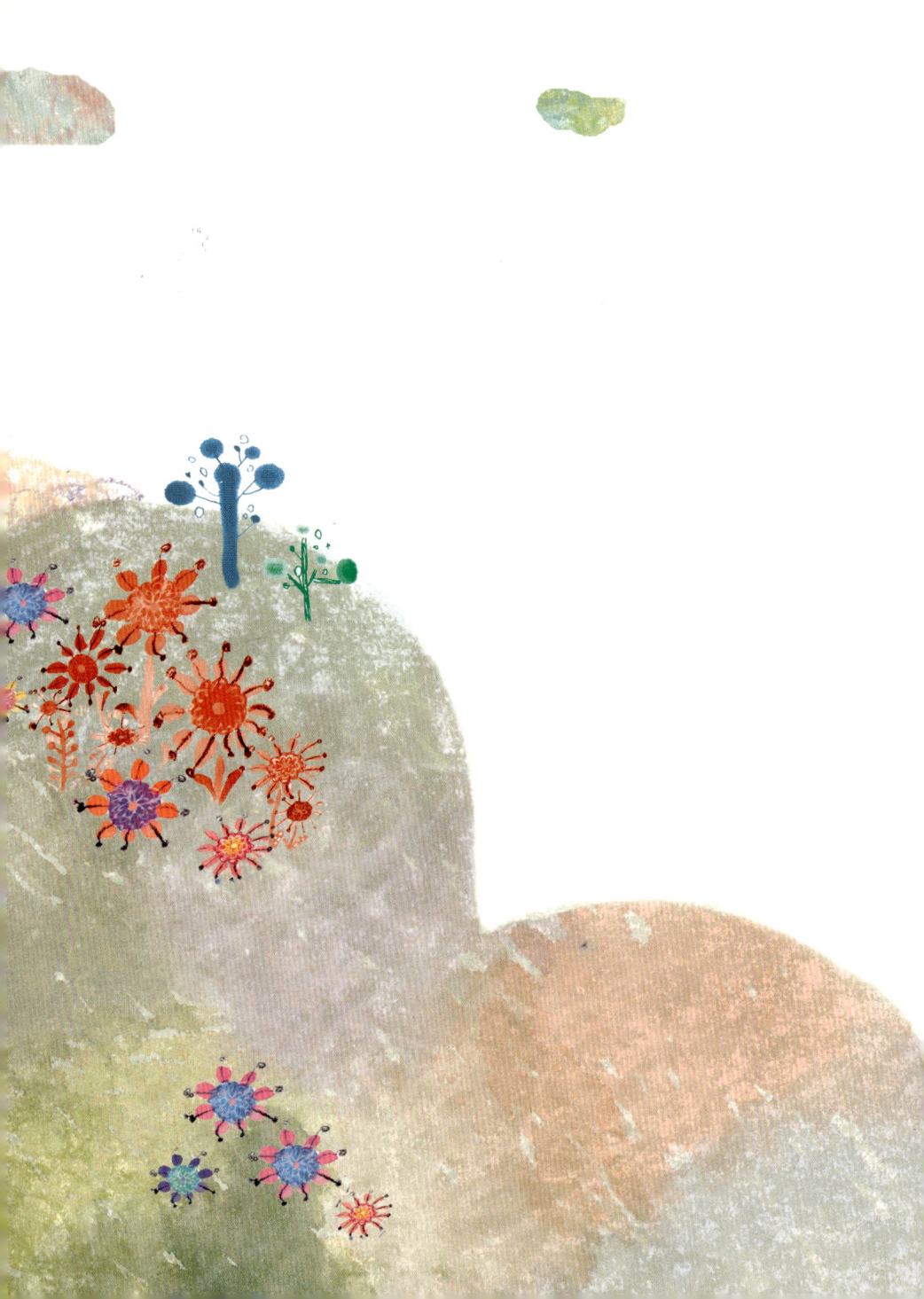

한 송이 두 송이 꺾다 보니 들판의 꽃들이 하나도 남지 않게 되었어요. 엄마 생일을 축하하기 위해 꽃을 꺾으러 온 아이도, 들꽃을 구경하러 나온 연인도 함부로 꽃을 꺾는 남자의 행동에 실망하는 표정을 지었지만 남자는 전혀 아랑곳하지 않았어요.

그때 저 멀리서 그녀가 이 모습을 지켜보고 있었어요.

남자가 청혼을 했을 때 그녀가 말했어요.

"당신은 부지런하고 똑똑한 사람이에요. 하지만 한 가지 부족한 점이 있어요. 그건 다른 어떤 것보다 우리 삶에서 중요한 거예요. 당신에게 친구가 없는 것도 이것 때문이지요."

"내가 부자가 아니라서 그런 거요? 아니면……."

남자는 그녀의 말이 무슨 뜻인지 몰랐어요.

"당신에게 부족한 그것을 찾아오세요. 그럼 당신과 결혼하겠어요."

남자는 고개를 갸웃거리며 집으로 돌아왔어요.

그녀의 말을 곰곰이 생각해 보았지만 아무리 생각해도 그것이 무엇인지 알지 못했어요.

"안 되겠다. 여행을 하면서 생각해 봐야겠어."

남자는 자신에게 부족한 한 가지를 찾으러 여행을 떠났어요.

하지만 이 마을 저 마을 다녔지만 답을 찾을 수가 없었어요.

그러던 어느 날, 남자는 낯선 마을을 헤매다가 밤길을 걷게 되었어요.
밤하늘에는 별도 보이지 않았고, 달도 구름에 가려 어두운 밤이었어요.
한 치 앞도 보이지 않아 남자는 한 발자국씩 조심조심 걸었어요.
'이런, 야단났군! 너무 어두워서 어디가 어딘지 모르겠어.'
그때, 맞은편에 불빛이 보였어요.
조금씩 가까워지는 불빛은 누군가가 들고 있는 등불이었어요.
그런데 이상한 점은 등불을 든 사람이 더듬더듬 걷는 것이었어요.
'등불을 들었으면 밝아서 잘 보일 텐데 왜 저렇게 걷지?'
불빛이 바로 앞까지 왔을 때 남자는 깜짝 놀랐어요.
등불을 든 사람은 장님이었던 거예요.
'장님은 등불이 있어도 전혀 보이지 않을 텐데 왜 등불을 가지고 다닐까?'
남자는 무척 궁금해서 장님에게 물었어요.
"안녕하세요. 지나가는 나그네입니다. 궁금해서 그러는데 왜 등불을 들고 다니시지요? 어차피 앞이 안 보이는 건 마찬가지일 텐데요."
장님이 빙긋 웃더니 대답했어요.
"밤이 되면 사람들은 내가 장님인지 모르지요. 그래서 이렇게 등불을 들고 다닙니다. 다른 사람이 내가 장님인지 알아야 서로 부딪치지 않

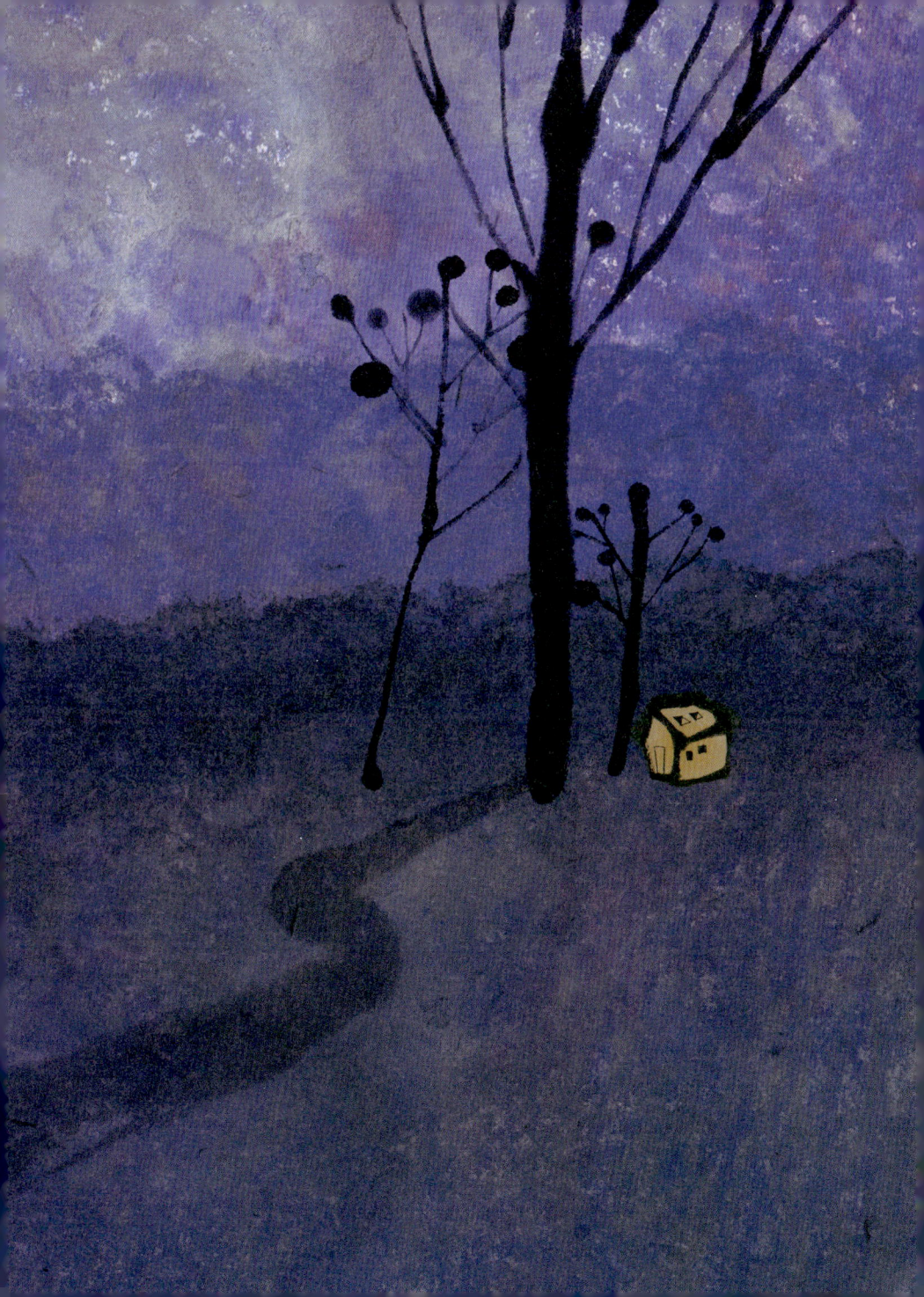

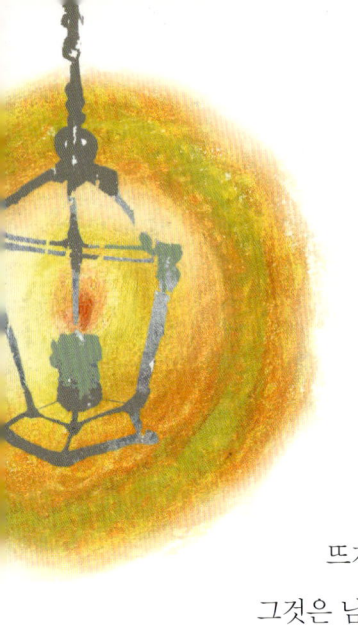

고 길을 갈 수 있으니까요. 이 등불은 나를 위한 것이 아니라 다른 사람을 위한 것이지요."
말을 마친 장님은 자신의 길을 떠났어요.
하지만 남자는 꼼짝할 수가 없었어요.
마치 장님의 등불이 옮겨 붙은 것처럼 마음속에서 뜨거운 무엇인가가 활활 타올랐어요.
그것은 남자의 마음을 깨우는 깨달음의 불길이었어요.
"그래, 맞아! 나한테 부족한 게 무엇인지 이제 알겠어!"
남자의 눈이 밤하늘의 별처럼 반짝거렸답니다.

# 아가야, 아빠야

(아빠 목소리로 들려주세요)

♥

소중한 나의 아가야,
좋은 글을 읽으면 마음까지 환해진단다.
이 동화에 나오는 장님의 이야기에
아빠의 마음도 활활 타오르는구나.
장님의 등불은 그냥 등불이 아니란다.
나를 위한 것이 아니라 다른 이를 위한 배려의 등불이지.
어쩌면 배려라는 것은 우리를 귀찮게 하기도 한단다.
장님처럼 등불을 들고 가는 수고를 해야 하니까 말이야.
하지만 한 사람의 배려가 여러 사람을 기쁘게 한다는 것을
장님을 통해 배우는구나.
우리 아가도 남을 배려할 줄 아는 사람이 되면 좋겠어.
그래서 세상을 밝히는 등불이 되기를 바란다.

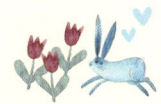

♥
엄마 아빠의 다정한 이야기를 들려주세요.
배 속 아기는 엄마 아빠의 목소리를 기억한답니다.
화목한 가족의 분위기를 느낄 수 있도록
많은 이야기를 들려주세요.


♥
엄마는 잠을 푹 자야 해요.
수면 시간이 부족하면 피로하기 쉬워요.
엄마 몸이 피곤하면 아기에게도 큰 영향이 미치지요.
피로 회복을 위해서 잠깐씩 감미로운 낮잠을 자는 것도 좋답니다.


♥
촉감 태교를 해 보세요.
부드럽거나 따뜻한 것 등 촉감이 좋은 것을 만지면
엄마의 기분이 좋아지고 아기의 감각을 자극합니다.
만지면 기분이 좋아지는 물건을 곁에 두는 것도 좋은 태교랍니다.

··감사 동화
# 머리와 꼬리

숲속에 기다란 뱀 한 마리가 살고 있었어요.

어느 날, 오랜 시간 먹이를 찾지 못해 굶주린 뱀이 풀숲에서 잠시 쉴 때였어요.

꼬리는 이리저리 머리만 쫓아다니는 자신이 한심하게 느껴졌어요.

"야! 왜 바보같이 개구리 한 마리도 못 잡는 거야?"

꼬리가 머리에게 화를 냈어요.

그러자 머리가 꼬리를 돌아보며 말했어요.

"나는 지금 최선을 다하고 있어. 운이 안 좋을 뿐이야."

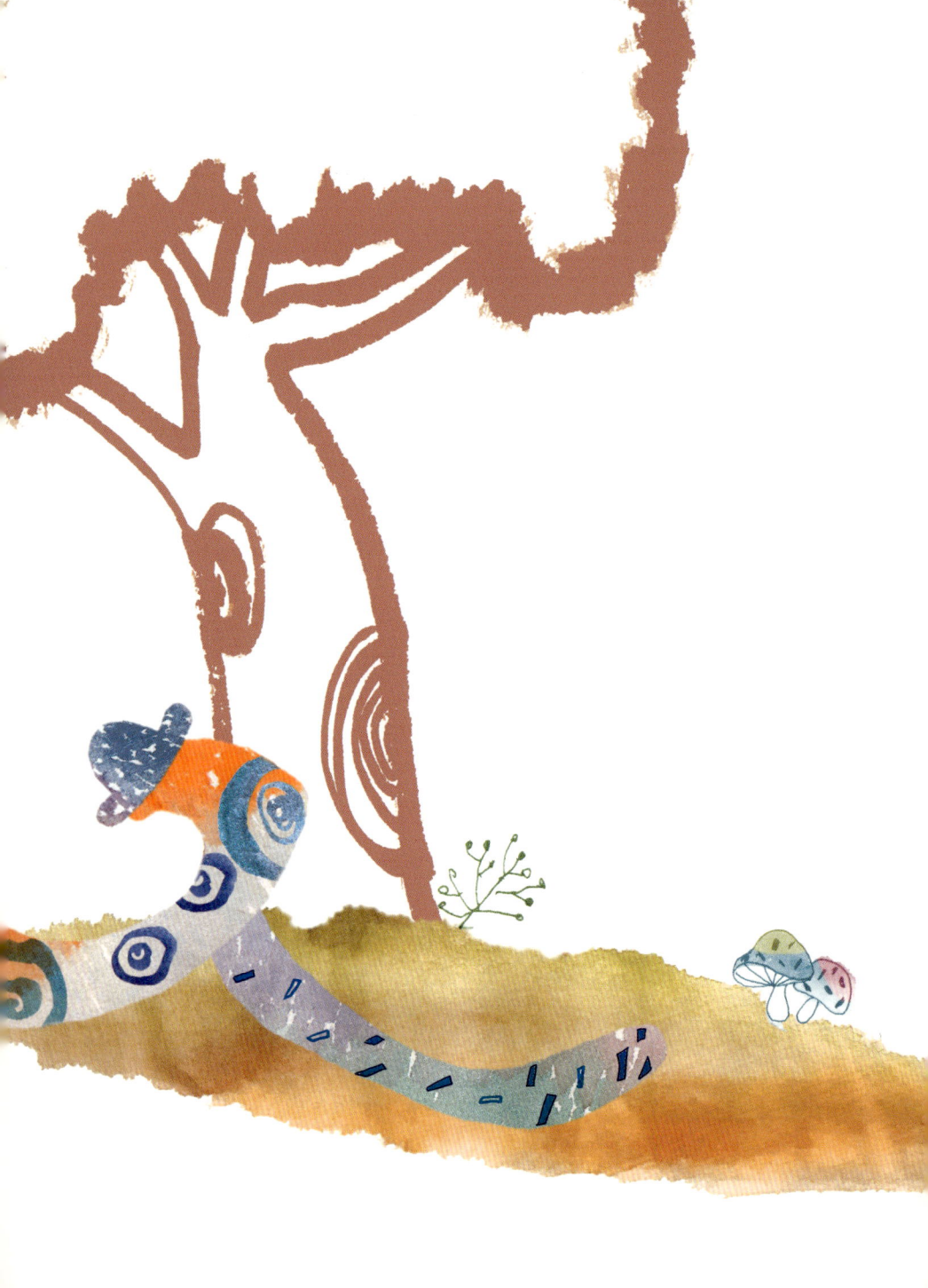

하지만 꼬리는 머리가 핑계를 댄다고 생각했어요.

"이제 더 이상 못 참겠어."

"뭘?"

머리가 고개를 갸우뚱하며 물었어요.

"왜 만날 너만 앞장서서 가지? 너는 네가 가고 싶은 대로 다니고, 나는 네 꽁무니만 졸졸 따라다니잖아. 나도 뱀의 한 부분인데 이건 너무 불공평해."

그러자 머리가 깊은 한숨을 내쉬며 말했어요.

"그건 내가 보고 듣고 생각할 수 있기 때문이야. 그래야 먹이도 찾고 위험에 닥치면 피할 수가 있으니까. 그런데 너는 그렇게 할 수 없잖아."

꼬리는 머리가 자기를 무시하는 것 같아 무척 화가 났어요.

"너, 지금 잘난 척하는 거야? 왜 나를 무시해? 나도 잘할 수 있어. 너보다 훨씬 잘할 수 있다고!"

머리는 어이가 없었어요.

하지만 꼬리는 꼼짝도 하지 않았어요.

'꼬리는 눈이 없어서 제대로 앞으로 갈 수 없을 텐데 어쩌지? 그렇다고 못하게 하면 계속 불평할 텐데……. 그럼 딱 한 번만 시켜봐야겠

어. 고생해 보면 다시는 이런 말을 안 할 테지.'

머리가 꼬리에게 말했어요.

"꼬리야, 이번에는 네가 앞장서. 내가 너를 따라갈게."

앞장선 꼬리는 신이 나서 요리조리 풀숲을 헤치며 갔어요.

그런데 얼마 가지 않아 깊은 웅덩이에 빠지고 말았어요.

"아이쿠, 어쩌지?"

꼬리는 어쩔 줄 몰라 허둥댔어요.

다행히 꼬리는 머리의 도움으로 무사히 웅덩이에서 빠져나올 수 있었어요.

"어서 가자. 이제는 잘할 수 있어."

꼬리는 다시 앞장섰어요.

얼마를 갔을까요?

이번에는 가시덤불 속으로 들어가고 말았어요.

"앗, 따가워!"

가시에 찔린 뱀은 아파서 어쩔 줄 몰랐어요.

하지만 앞이 보이지 않는 꼬리가 자꾸 버둥거리는 바람에 온통 상처 투성이가 되고 말았어요.

이번에도 꼬리는 머리의 도움으로 간신히 가시덤불을 빠져나왔어요.

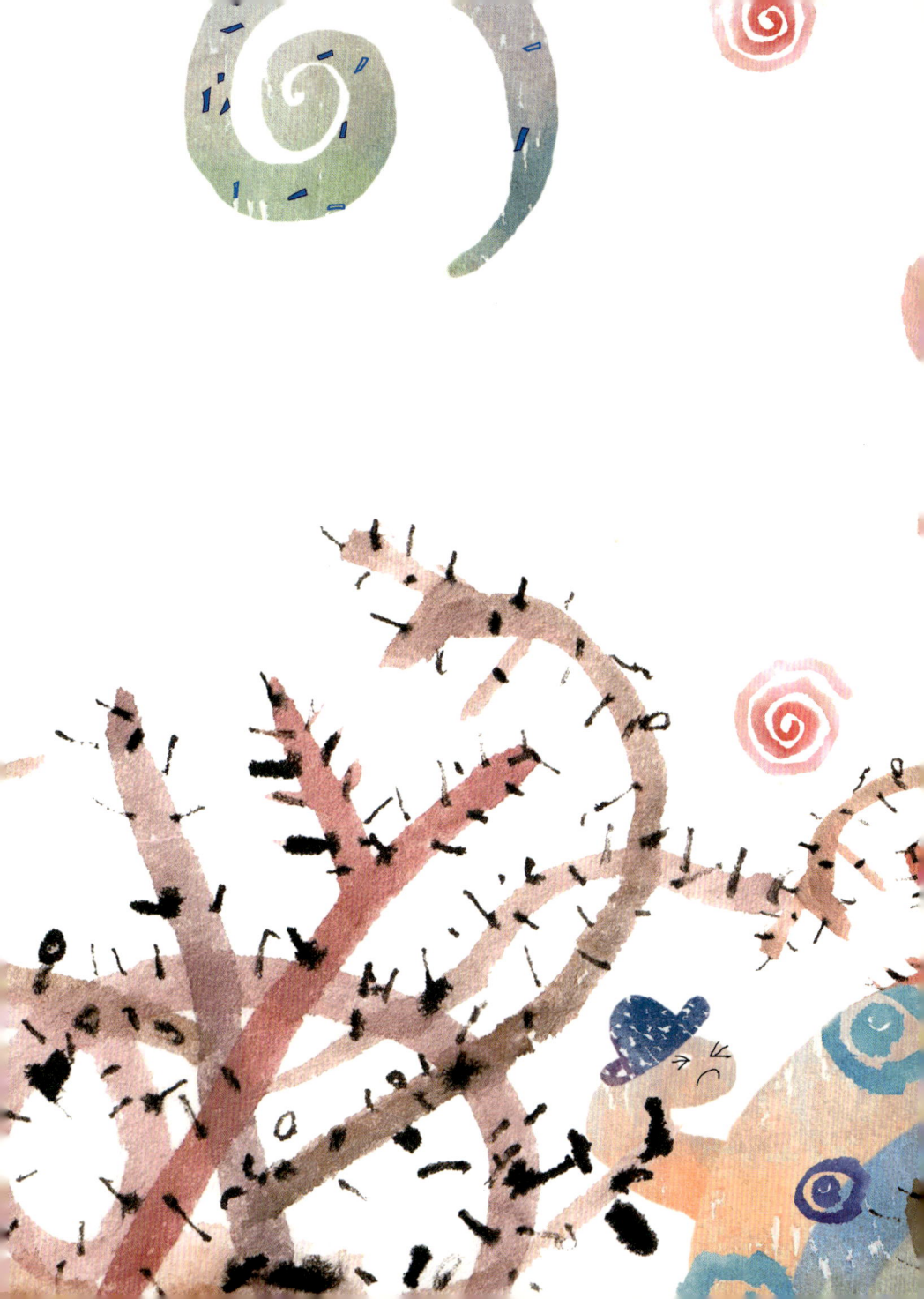

"너 때문에 온몸에 상처가 났잖아. 좀 똑바로 할 수 없어?"
머리가 꼬리에게 화를 냈어요.
하지만 꼬리는 오히려 큰소리를 쳤어요.
"처음이라 그런 거야. 이번에는 진짜 잘할 수 있다고."
꼬리는 자신만만했어요.
꼬리는 다시 제맘대로 요리조리 숲속을 다니기 시작했어요.
그런데, 이를 어쩌지요?
이번에는 활활 타오르는 불길 속으로 들어가고 말았어요.
"앗, 뜨거워!"
꼬리는 무척 뜨거워서 이리저리 날뛰었지만 이번에는 머리도 어쩔 수가 없었어요.

## 아가야, 아빠야

(아빠 목소리로 들려주세요)

아가야,
많은 사람들은 앞서가는 걸 좋아한단다.
남들보다 잘하고 싶고,
인정받고 싶기 때문이지.
그런 마음이 나의 실력을 키울 수도 있지만
준비가 안 된 상태에서 앞장서는 것은
뱀의 꼬리처럼 잘못된 결과를 가져올 수도 있단다.
그리고 이세상은 앞에 나서서 일하는 사람보다
보이지 않는 곳에서 묵묵히 일을 하는
수많은 사람들 덕분에 우리가 편히 살 수 있는 거란다.
아빠는 그런 보이지 않는 손길에
감사의 인사를 보내고 싶구나.

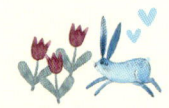

♥
눈을 감고 조용히 아기를 느껴 보세요.
아기를 향해 정신을 집중하고
엄마의 마음을 아기에게 전해 보세요.
분명 아기도 진한 감동을 받을 거예요.


♥
즐거운 상상을 해 보세요.
출산일이 다가오면 엄마는 예민해진답니다.
아기와 행복하게 지낼 여러 장면들을 상상해 보세요.
기분 좋은 상상을 하면 긴장이 풀어지고 즐거워집니다.


♥
미래의 계획을 세워 보세요.
아기가 태어나면 함께할 일들은 무엇이 있을까?
해 주어야 할 것들, 함께하고 싶은 일들을 적어 보세요.
희망찬 계획은 아기를 기다리는 엄마의 마음을 기쁘게 한답니다.

··우정 동화
## 나의 라임오렌지 나무

내 이름은 '제제'이고, 올해 다섯 살이에요.
우리 집은 무척 가난해요.
아빠는 일자리를 잃었고, 밀린 집세 때문에 엄마가 하루 종일 방직 공장에서 일을 해야 하지요.
우리 가족은 더 작은 집으로 이사를 했어요.
마당에는 나무들이 많았는데 누나들과 형이 좋은 나무를 먼저 차지했어요.
나는 할 수 없이 어린 라임오렌지 나무를 내 나무로 정했어요.

그러고는 세상에서 가장 운이 없는 아이라고 생각했지요.
어느 날, 깜짝 놀랄 일이 일어났어요.
나의 라임오렌지 나무가 말을 하는 거예요.
"요정이 말하기를 너처럼 순수한 꼬마와 친구가 되면 나도 말을 할 수 있고, 행복해질 수 있대."
나는 라임오렌지 나무에게 '밍기뉴'라는 이름을 붙여 주고 친구처럼 내 마음을 털어놓았어요.
크리스마스 날, 작은 선물 하나도 받지 못한 나는 슬픔에 가득 차서 "아빠가 가난뱅이라서 정말 싫어." 하고 소리를 질렀어요.
그런데 뒤에 있던 아빠가 내 말을 듣고 말았어요.
아빠는 슬픈 눈으로 나를 바라보았어요.
나는 아빠에게 너무 미안한 마음에 형의 구두닦이 통을 들고 거리로 나갔어요.
그리고 하루 종일 일한 돈으로 아빠에게 조그만 선물을 사 드렸어요.
학교에 입학하는 날, 나는 교복 살 돈이 없어 학교에서 교복을 두 벌 얻었어요.
담임 선생님은 못생긴 세실리아 선생님이었어요.
내가 꽃을 갖다 드렸을 때 선생님은 무척 기뻐했지만 다른 집에서 꺾어 온 꽃이라는 걸 알고는 나무라셨어요.

종종 간식을 챙겨 주는 다정한 선생님께 나는 이렇게 말했어요.

"선생님, 이 세상 모든 것은 하느님의 것이니까 꽃들도 하느님 거예요. 저는 선생님의 꽃병만 비어 있는 게 마음이 아팠어요. 그런데 우리 집에는 정원도 없고 돈도 없거든요."

선생님은 눈물을 흘리며 내가 세상에서 가장 아름다운 꽃이라고 했어요.

그즈음 아이들 사이에서는 달리는 자동차 뒤꽁무니에 매달리는 박쥐 놀이가 유행이었어요.

정말 신이 나고 짜릿한 놀이였지요.

나는 아직 매달려 보지 못한 뽀르뚜가 아저씨의 반짝반짝 빛나는 차를 타 보고 싶었어요.

기회를 엿보던 어느 날, 아저씨 차에 매달렸다가 그만 들키고 말았어요.

"이런 겁 없는 녀석을 봤나!"

아저씨는 친구들 앞에서 내 엉덩이를 한 대 때렸어요.

얼마나 창피했는지 몰라요.

나는 형의 부탁으로 형의 친구와 싸워서 맞기도 했고, 최우수 학생으로 뽑혀서 동화책을 선물받기도 했어요.

동생 루이스랑 놀아 주기도 하고, 나의 밍기뉴와 도란도란 많은 이야기를 나누기도 했어요.
어느 날, 장난을 치며 개울로 뛰어들다가 유리 조각에 발바닥을 찔리고 말았어요.
아픈 발을 절뚝이며 학교에 가는데 마침 뽀르뚜가 아저씨를 만났어요.
아저씨는 나를 자신의 차에 태워 병원에 데리고 가서 다친 발을 치료해 주고, 학교까지 태워다 주었어요.
그 뒤로 아저씨와 나는 세상에 둘도 없는 친구가 되었어요.

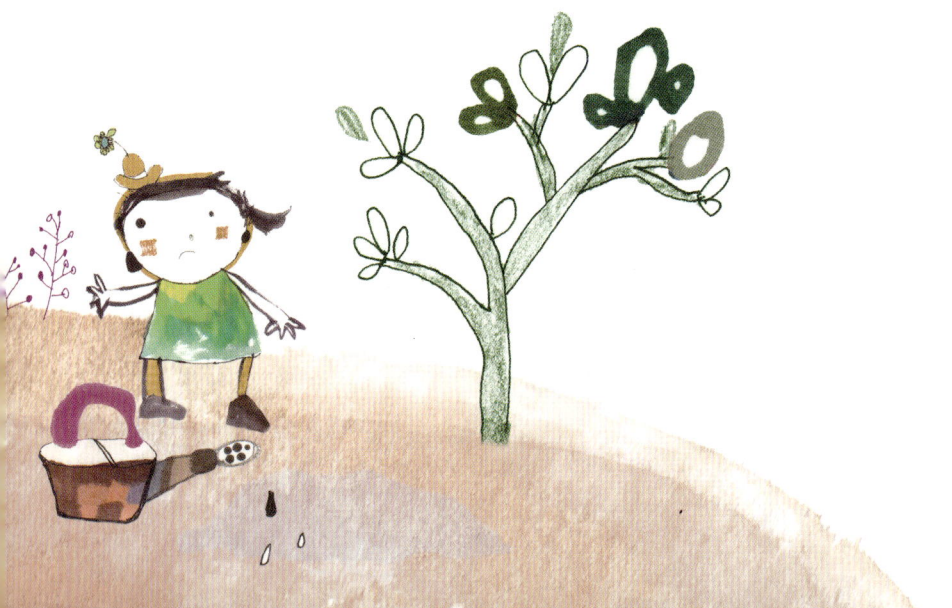

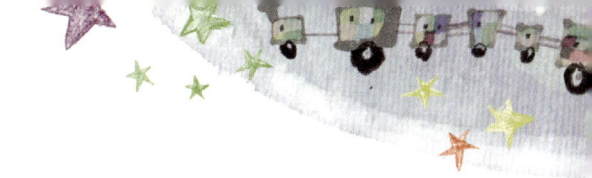

아저씨는 나의 이야기를 잘 들어 주고 친절하고 상냥했어요.
나는 아저씨 곁을 떠나고 싶지 않았어요.
"아저씨는 세상에서 제일 좋은 사람이에요. 내 마음에 행복의 태양이 빛나는 것 같아요!"
하지만 기쁨도 잠시, 힘없는 아빠를 위로하려고 노래를 불렀다가 아빠한테 심하게 혼이 났어요.
아빠는 자신을 놀리는 노래인 줄 알았던 거예요.
나는 마음이 너무 아파서 한동안 기운 없이 지냈어요.
일주일 만에 아저씨를 만났을 때 아저씨는 나를 위로해 주었어요.
그리고 멋진 곳으로 둘만의 여행을 떠났어요.
영원히 잊지 못할 여행이었어요.
아! 그런데 정말 믿고 싶지 않은 일이 일어났어요.
내가 세상에서 제일 사랑하는 아저씨가, 나의 아빠로 삼고 싶었던 아저씨가 기차 사고로 하늘나라로 가 버린 거예요.
큰 충격에 빠진 나는 아무것도 하지 못할 정도로 한동안 누워 있었어요.
아저씨가 무척 그립고, 보고 싶었어요.
슬픔은 눈물이 되어 흐르고 또 흘렀어요.
내가 그렇게 아파하던 어느 날, 밍기뉴가 꿈속으로 나를 찾아왔어요.

"나는 네가 다시 건강해져서 예전처럼 즐겁게 지냈으면 좋겠어. 열심히 살다 보면 다 잊혀질 거야."
얼마 후, 밍기뉴는 첫 번째 꽃을 피웠어요.
밍기뉴도 이제 어른이 된다는 뜻이에요.
나는 알아요.
그 흰꽃이 이제 내 꿈의 세계를 떠나는 밍기뉴의 작별 인사라는 것을요.

## 아가야, 아빠야

(아빠 목소리로 들려주세요)

♥

좋은 꿈을 꾸고 있는 아가야,
아빠는 장난꾸러기 제제가 사랑스럽구나.
순수하고 호기심 가득한 제제를 만난다면
누구라도 그 아이를 좋아하게 될 거야.
하지만 어린아이가 감당하기에는 버거운 일들이
제제를 일찍 철이 들게 했구나.
아빠는 그런 제제가 안쓰럽지만
꼬마 제제에게 배운 것도 있단다.
바로 제제가 나누는 참된 우정이야.
제제는 밍기뉴와 뽀르뚜가 아저씨를
진정한 친구로 대했지.
참된 우정이 우리 삶에 얼마나 큰 힘이 되는지
제제가 우리에게 가르쳐 주는구나.
우리도 꼭 기억하며 살자.

좋은 글
# 간디의 배려심

어느 날, 간디가 급하게 기차를 타다가
신발 한 짝을 플랫폼에 떨어뜨렸습니다.
기차는 이미 출발을 해서
간디는 그 신발을 주울 수가 없었지요.
그러자 간디는 나머지 한쪽 신발을 벗어서
떨어진 신발이 있는 쪽으로 던졌습니다.
놀란 사람들이 이유를 묻자 간디가 웃으며 말했습니다.
"어떤 가난한 사람이 저 신발을 주웠다고 생각해 보세요.
한 짝만 있으면 아무 소용이 없지 않겠어요?
이제 온전한 한 켤레가 되었으니 쓸모가 있겠지요."

사람들은 간디의 배려심에 절로 고개가 끄덕여졌습니다.
기차가 출발하는 몇 초 동안에도
간디는 타인을 생각하고 이를 실천에 옮겼습니다.
이것은 간디의 몸에 남을 생각하는 배려심이 배어 있기 때문입니다.
어쩌면 간디의 이런 마음 때문에 수많은 사람들이 간디를 따른 것이 아닐까요?
타인을 배려할 줄 아는 사람이 그만큼의 대접을 받을 수 있으니까요.
간디의 신발은 우리에게 배려를 가르쳐 줍니다.
상대방을 먼저 생각하고, 받을 것을 생각하지 않고 기쁜 마음으로 주는 것,
이것이 바로 진정한 배려입니다.

## 좋은 시
# 향수(鄕愁)

정지용

넓은 벌 동쪽 끝으로
옛이야기 지줄대는 실개천이 휘돌아 나가고,
얼룩백이 황소가 해설피 금빛 게으른 울음을 우는 곳,
그곳이 차마 꿈엔들 잊힐 리야.

질화로에 재가 식어지면
비인 밭에 밤바람 소리 말을 달리고
엷은 졸음에 겨운 늙으신 아버지가 짚 베개를 돋아 고이시는 곳,
그곳이 차마 꿈엔들 잊힐 리야.

흙에서 자란 내 마음
파아란 하늘빛이 그리워
함부로 쏜 화살을 찾으러 풀섶 이슬에 함추름 휘적시던 곳,
그곳이 차마 꿈엔들 잊힐 리야.

전설 바다에 춤추는 밤 물결 같은
검은 귀밑머리 날리는 어린 누이와
아무렇지도 않고 예쁠 것도 없는
사철 발 벗은 아내가 따가운 햇살을 등에 지고 이삭 줍던 곳,
그곳이 차마 꿈엔들 잊힐 리야.

하늘에는 성근 별
알 수도 없는 모래성으로 발을 옮기고,
서리 까마귀 우지짖고 지나가는 초라한 지붕,
흐릿한 불빛에 돌아앉아 도란도란거리는 곳,
그곳이 차마 꿈엔들 잊힐 리야.

마음에서 운율을 타며 노래를 부르던 시(詩)가 눈앞에 아름다운 풍경을 펼쳐 놓습니다.
시인의 절절한 향수는 어쩜 이리도 우리의 마음까지 젖게 하는지, 시인의 표현대로 꿈에서도 잊고 싶지 않은 고향의 추억을 꺼내 보게 합니다.
우리가 시인의 마음에 공감하는 것은 우리가 돌아가고픈 고향, 또는 우리가 꿈꾸는 삶의 모습이 바로 그러하기 때문이 아닐까요?
이 시처럼 아름다운 자연 속에서 사랑하는 가족과 평화롭게 살아가는 풍경을 선물로 주고 싶습니다. 태어날 우리 아기에게.

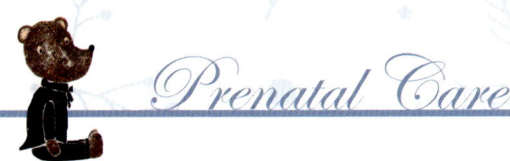

## 아빠 태교

### ·· 무리해서 운전하면 좋지 않아요
임신 중에는 반사 신경이 둔해져서 사고의 위험이 높아지므로 되도록 아내가 운전하지 않게 해야 해요. 특히 마지막 달에는 배가 많이 나와서 무리일 수 있어요. 에어백은 임신부의 배를 압박해서 오히려 더 문제가 될 수 있으니 아내를 태울 때는 뒷자석에 앉게 하는 것이 좋아요.

### ·· 스스로에게 용기와 자신감을 주세요
몸이 무거운 아내는 일상생활을 하기에도 힘이 들고 출산에 대한 두려움으로 더 예민해질 수 있어요. 그런 아내를 오랜 시간 배려하고 챙겨 주는 남편 또한 힘들고 지칠 수 있지요. 스스로에게 용기를 주고 자신감을 줄 수 있도록 긍정적인 생각을 많이 하는 것이 중요합니다. 아빠의 마음은 엄마와 아기도 느낄 수 있으니까요.

### ·· 출산 시 중요한 호흡을 잘 익혀 두세요
아내와 함께 호흡을 같이 연습해 보세요. 허리와 등을 세우고 편한 자세로 앉아 마음을 편하게 한 후 숨을 내쉬어 보세요. 아내가 실제 분만할 때에는 출산의 고통 때문에 잊어버릴 수 있기 때문에 남편이 잘 기억했다가 분만할 때 도움을 주면 좋습니다. 조용한 음악을 틀어 놓고 함께 명상을 하며 호흡을 가다듬는 것도 좋습니다.

·· 출산 계획을 점검해요

어디에서 산후조리를 할지 미리 생각하고 준비해 두어야 해요. 만약 산후조리원에서 할 경우에는 미리 예약을 해야 하고 도우미를 구할 경우에도 미리 구해 두어야 합니다. 침착하게 남편이 준비하는 모습을 보여 주면 아내도 안심이 될 거예요.
이 밖에 아내의 출산 시 남편이 없을 경우에는 함께 병원에 갈 사람을 미리 정해 두어야 하고 큰아이가 있을 경우에는 누가 돌봐줄 것인지도 정해야겠지요. 출산 후에는 언제 누구에게 연락할지도 아내와 미리 상의해 두면 좋습니다. 그리고 출산 후 돌아왔을 때 아기와 엄마가 편히 쉴 수 있게 집안을 돌아보고 점검합니다.

·· 아내에게 끝까지 용기를 주세요

출산일이 점점 다가올수록 아내는 걱정과 두려운 마음이 듭니다. 불안한 마음을 안정시킬 수 있게 대화를 많이 하고 잘하고 있다고 칭찬도 해 주세요. 아내가 출산 시 힘을 낼 수 있게 영양가 있는 음식을 충분히 먹을 수 있도록 신경 써 주고 아내가 즐거워하는 일도 함께해 주세요. 긴장이 풀어질 수 있도록 재미있는 이야기를 들려주거나 아내가 좋아하는 책을 읽어 주어도 좋겠지요. 그리고 특히 분만을 앞두고 아내가 크게 마음 쓸 일이 생기지 않도록 하고 항상 위험 요인이 있음을 잊지 않고 출산 때까지 세심하게 주의를 기울여야 해요.

·· 아내와 꾸준히 산책을 해요

걷기 운동은 임신부의 부종을 막아 주고 출산 시 필요한 힘과 지구력을 키워 줍니다. 심폐 기능을 강화해 주고 적정 체중을 유지하는데도 도움을 줄 뿐만 아니라 출산 후 출산 전 몸매로 빠르게 회복할 수 있게 도와줍니다. 그리고 태아에게 산소를 공급해 주고 출산이 다가올수록 커지는 긴장감을 완화해 주는 역할을 합니다.
운동을 할 때에는 산모의 몸 상태와 체력을 고려해야 하고 특히 출산에 임박해서는 무리해서 운동을 하지 않도록 신경 써 주세요.

## ∙∙ 마사지를 해 주세요

임신부는 신체의 중심이 앞으로 전진된 상태이기 때문에 무게 중심의 변화를 겪게 되어 신체의 균형을 잡기가 힘이 듭니다. 척추가 앞으로 휘어지고 팔과 손에 통증과 저림을 느낄 수도 있습니다.
특히 출산 전 3개월 동안은 오랜 시간 서 있지 않도록 신경 써 주세요. 그리고 아내의 다리에 부종이 생기면 다리를 높여서 휴식을 취하게 하고 등을 편안하게 받쳐 주면 좋아요. 잠자기 십 분 전에 마사지를 해 주면 아내가 숙면을 취하는 데 도움이 된답니다. 등 마사지는 등과 척추의 긴장을 풀어 주고 어깨 마사지는 근육 뭉침을 풀어 이완할 수 있게 해 줍니다. 손과 팔의 마사지도 임신 말기에 효과적입니다.

## ∙∙ 임신 말기 남편의 십계명

❶ **항상 아내와 연락할 수 있도록 신경을 써요**
아내의 긴급 전화가 언제 어느 때 올 수 있으니 언제든 전화를 받을 수 있도록 전화기를 항상 켜 두세요. 귀가가 늦으면 걱정하지 않게 연락을 해 주고 어디를 가더라도 행선지를 알려 아내를 안심시켜 주세요.

❷ **출산 가방을 미리 챙겨 놓아요**
출산 시 필요한 것들을 미리 챙겨 놓아요. 의료보험증, 휴대폰, 충전기, 카메라, 지갑, 이 밖에 아기에게 필요한 배냇저고리, 양말, 겉싸개 등의 용품과 산모에게 필요한 용품 등을 준비해 놓습니다. 대부분의 병원에서 출산 전 아기에게 필요한 준비물을 안내하고 있으니 지시 사항에 따르면 됩니다. 혹시 아내가 필요로 하는 것이 있는지 물어보고 준비해 두도록 합니다.

❸ **자동차에 병원 위치를 내비게이션에 미리 저장해 두세요**
잘 아는 길이라도 급한 순간이거나 당황하게 되면 헤맬 수도 있습니다. 출산 시 아내를 태우고 갈 차에 병원 위치를 내비게이션에 저장해 두는 것이 좋습니다. 병원까지의 소요 시간, 교통 사정 등도 미리 파악해 두면 보다 안전하고 신속하게 움직일 수 있어요. 그리고 휴대 전화에 병원 전화번호를 저장해 두면 위급한 상황에 도움이 될 수 있어요.

❹ **출산 예정일이 가까이 오면 되도록 일찍 귀가하도록 노력합니다**
아기의 85%가 예정일보다 2주 정도 일찍 나오거나 늦어진다고 해요. 언제 아기가 나올지 모르는 상황에서 아내는 남편이 곁에 있는 것만으로도 마음이 든든해질 거예요.

❺ **아내가 가는 곳에 동행해 주세요**
임신 말기의 아내가 어디를 가려면 시간이 많이 걸리고 여기저기 부딪칠 위험도 있어요. 되도록 아내가 가는 곳에 함께 가 주고 안전하게 지켜 주세요.

❻ **언제든 급하게 차를 쓸 경우를 대비해서 만반의 준비를 해 두세요**
시간이 촉박한 상황에서 차를 쓰게 될 경우 안전하게 바로 쓸 수 있도록 점검을 해 둡니다.

❼ **집안의 소소한 일을 미리 정리해 두세요**
만약 제왕 절개 수술을 하거나, 산후조리 등으로 집을 오랫동안 비우게 될 경우를 대비하는

것이 좋습니다. 공과금을 미리 내거나 신문, 우유 배달을 중지하는 등의 소소한 일도 꼼꼼하게 처리하도록 합니다.

### ❽ 출산 과정을 미리 알아 두세요
예비 아빠도 출산 과정을 알고 이해하는 것이 필요해요. 남편은 아내와 아기의 보호자로서 출산 과정 중에 중요한 결정을 할 수도 있습니다. 기본 지식을 알아 두는 것이 필요합니다.

### ❾ 출산 전, 후 마사지 방법을 익히면 좋아요
마사지는 아내의 고통을 덜어 주는 좋은 방법입니다. 출산 전, 후 마사지 방법을 익혀서 아내에게 힘이 되어 주세요.

### ❿ 진통이 오면 간격을 체크해요
출산 예정일이 다가오면 출산의 임박을 알리는 신호가 오면서 진통이 오기 시작합니다. 이슬이 비치고 배가 불규칙하게 땅기기도 합니다. 아내는 경황이 없기 때문에 남편이 진통 간격을 잘 체크해야 합니다. 병원에서 마지막 정기 검진을 받을 때 구체적인 안내를 해 주었을 거예요. 그 지시에 따라 병원에 갈지, 말지 결정을 내리면 되는데 대부분 초산부의 경우 5~10분, 경산부의 경우 15~20분 간격으로 진통이 오면 병원에 가야 해요.

## ··아빠 *Diary*

(아빠 손글씨로 편지를 써 주세요)

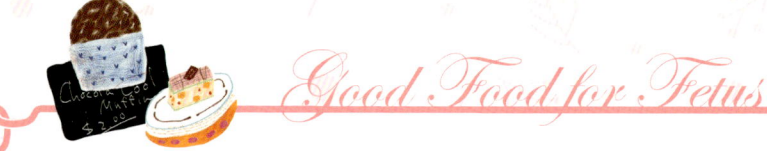

## 음식 태교

**·· 단백질과 비타민이 풍부한 음식을 드세요**

임신 후기는 아기의 두뇌가 가장 많이 발달하는 시기입니다. 이 시기에는 아기의 두뇌 발달에 도움이 되는 음식을 골고루 잘 섭취해야 합니다. 아기의 두뇌 발달에 좋은 영양소에는 단백질과 비타민이 있습니다.

단백질이 많이 든 음식에는 고기류, 달걀, 요구르트, 곡류, 콩과류, 견과류 등이 있으며, 비타민이 많이 든 음식에는 진녹색과 진황색 채소, 견과류, 간, 어류, 오렌지, 브로콜리, 토마토, 딸기 등이 있습니다. 그리고 영양이 강화된 우유나 버터에도 비타민이 함유되어 있습니다.

이 시기에는 저단백 저칼로리 음식 위주로 먹고 염분의 섭취를 제한하는 식사를 합니다. 또한 철분이 많이 든 음식을 충분히 섭취하는 것도 중요합니다.

**·· 비타민이 풍부한 야채죽 만들기**

① 쌀을 물에 한 시간 정도 불린 다음 물기를 뺍니다.

② 감자, 당근, 양파, 버섯, 호박 등의 야채를 잘게 다집니다. 철분이 많이 든 시금치를 넣어도 좋은데, 시금치는 데쳐서 쓰되 마지막 단계에 넣습니다.

③ 냄비에 약간의 참기름을 두르고 야채를 넣고 볶다가 물기를 뺀 쌀을 함께 넣어 볶아 줍니다.

④ 어느 정도 익으면 쌀의 여섯 배 정도의 물을 부어서(취향에 따라 물의 양을 조절합니다) 쌀이 익을 때까지 푹 끓입니다. 이때 물 대신 다시마 우려낸 물

을 넣어도 좋습니다. 취향에 따라 김가루나 깨를 곁들여 먹으면 좋습니다.

## ·· 변비에 좋은 음식을 드세요

임신 후기에는 자궁이 위를 압박해서 소화 능력이 떨어지고 변비가 생기기 쉬우므로 식이 섬유가 풍부한 야채와 과일을 먹는 게 좋습니다. 소화가 안 될 때에는 조금씩 여러 번 나누어 먹고, 죽처럼 소화가 잘되는 음식을 먹는 것도 좋습니다. 또한 충분히 수분을 섭취하는 것도 변비를 해소하는 데 좋은 방법입니다.

변비에 좋은 음식으로는 바나나, 시금치, 우엉, 고구마, 미역, 김, 다시마, 토란, 표고버섯, 사과 등이 있습니다. 밀가루나 인스턴트 음식은 자제하고, 규칙적인 식생활을 합니다. 아침 저녁으로 가벼운 걷기 등의 운동을 하는 것도 변비 해소에 도움을 줍니다.

## ·· 변비에 좋은 과일주스 만들기

**당근주스** 당근과 궁합이 잘 맞는 레몬, 샐러리, 시금치, 토마토 등을 함께 넣어 갈아서 마시면 좋습니다.

**사과주스** 사과 껍질에 들어 있는 펙틴은 변비와 설사 예방에 도움을 주므로 껍질째 갈아 먹는 것이 좋습니다. 장운동이 활발한 아침에 마시면 더욱 효과가 있으며, 사과와 궁합이 잘 맞는 채소에는 양배추가 있습니다.

**토마토주스** 비타민 A가 풍부한 토마토는 껍질을 벗겨서 먹는 것이 좋습니다. 끓는 물에 살짝 넣었다 빼면 껍질을 쉽게 벗길 수 있습니다. 또한 토마토와 궁합이 잘 맞는 브로콜리, 오렌지, 사과 등과 함께 갈아 마셔도 좋습니다.

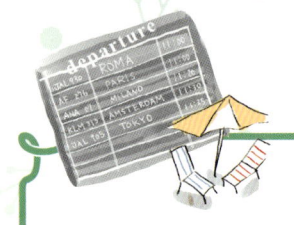

# Travels for Fetus

## 태교 여행

### ·· 역사의 도시 경주

눈을 돌리면 작은 언덕 같은 푸른 능이 보이고, 가로수 길에서 사람들이 자전거를 타며 여유를 즐기는 아름다운 경주는 도시 곳곳에 역사가 묻어나는, 볼거리가 참 많은 곳입니다.

김알지공의 탄생 설화가 어린 계림과 호수를 품고 있는 보문단지에서 맑은 공기를 마시며 고즈넉한 산책을 즐겨 보세요.

특히 안압지의 넓은 잔디밭에서는 여름이 시작될 때부터 가을이 깊어갈 때까지 매주 토요일마다 수준 높은 문화 예술 공연이 펼쳐지니 태교에도 안성맞춤이겠지요.

또한 박물관을 비롯해 구석구석 숨어 있는 수많은 문화재들을 찾아보는 재미도 쏠쏠하답니다.

경주는 관광의 도시답게 숙박 시설과 먹거리가 많답니다. 아기에게 많은 이야기를 들려주고, 눈과 입을 즐겁게 하고 싶다면 경주로 떠나 보세요.

이 밖에 경주시 홈페이지(www.gyeongju.go.kr)에 들어가면 유용한 정보를 얻을 수 있답니다.

## ·· 제주도

우리나라에서 '여행' 하면 빼놓을 수 없는 곳이 바로 제주도입니다.
제주도는 유네스코가 지정한 세계유산이 많은 만큼 볼것도 다양해 여행 코스를 꼼꼼히 짜 두는 것이 좋습니다. 하지만 태교 여행은 휴식과 충전의 의미로 떠나는 여행이기 때문에 무리한 일정으로 임신부가 피곤하지 않도록 합니다.
인기가 많은 올레길은 여러 코스가 있으니 내게 맞는 코스를 따라 걷는 것도 색다른 경험이 될 것입니다. 제주도에는 비자나무 삼림욕을 할 수 있는 비자림, 시원한 물기둥이 쏟아지는 천지연 폭포, 해안 풍경이 아름다운 섭지코지, 환상적인 유리공예를 볼 수 있는 유리의성, 아기자기한 테디베어뮤지엄, 여러 식물들을 볼 수 있는 한림공원 등 수많은 볼거리가 있으며, 이중섭미술관, 해녀박물관 등 문화 예술을 감상할 수도 있습니다. 그리고 직접 감귤을 딸 수 있는 감귤박물관, 직접 도자기를 만들 수 있는 일출랜드 등은 체험을 할 수 있다는 점에서 더욱 흥미로운 여행이 될 수 있습니다.
제주도를 가기 전에는 항공권과 렌트카 예약, 혹은 여행 업체 선정 등이 필요하기 때문에 미리 시간적 여유를 가지고 준비하는 게 좋습니다. 그리고 항공사에 따라 출산이 가까워진 임신부에게 소견서를 요구하는 경우도 있으니 참고하세요.
이 밖에 여행에 관한 정보는 제주특별자치도청 홈페이지(www.jeju.go.kr)에서 찾아볼 수 있습니다.

# Question & Answer

**Question** 무통 분만이란 무엇인가요?

**Answer** 무통 분만은 출산 시 산모의 의식은 유지하면서 통증을 경감하는 시술입니다.

무통 분만의 대표적인 방법은 등 뒤의 경막 외강(허리등뼈를 둘러싸고 있는 막)에 진통제를 투여하는 방법입니다. 보통 자궁이 3~4cm 열린 후에 주입을 하며, 산도를 이완해 회음부와 아기 머리의 손상을 적게 합니다. 하지만 마취 후 하체의 운동 능력이 떨어져 분만 시간이 길어지는 경우도 있습니다.

전문가들은 심장병, 당뇨병, 갑상선 질환을 앓고 있는 산모의 경우에는 무통 분만을 권유하고 있습니다.

무통 분만의 후유증으로는 저혈압, 두통, 소변 장애 등이 있으나 대부분 시간이 지나면 사라집니다.

**Question** 브이백이 뭔가요?

**Answer** 브이백이란 제왕 절개로 출산한 경험이 있는 산모가 자연 분만을 시도하는 것을 말합니다. 첫 아이를 제왕 절개로 낳았다고 해서 둘째도 반드시 제왕 절개를 해야 되는 것은 아닙니다. 하지만 골반이 작거나, 자궁 수술의 경험이 있는 경우, 두 번 이상 제왕 절개를 한 경우 등은 다음번에도 제왕 절개를 해야 합니다. 이처럼 특별한 경우를 제외하고는 자연 분만을 시도할 수는 있으나, 자궁 파열 같은 합병증의 위험이 커지므로 담당 의사와 충분히 상의해서 결정해야 합니다.

**Question** 분만법에 대해 알고 싶어요

**Answer** 최근 들어 아기와 산모의 고통을 최소화하는 분만법에 관심이 집중되고 있습니다. 대표적인 분만법에는 라마즈 분만법이 있습니다. 이는 연상법, 이완법, 호흡법으로 나뉘는데, 연상법은 기분 좋은 생각을 통해 엔도르핀 분비를 증가해 통증을 줄이는 방법이며, 이완법은 온몸의 근육을 이완해 빠른 시간 내에 자궁 문이 열리게 해 진통 시간을 줄여 주는 방법입니다. 호흡법은 라마즈 분만법의 핵심으로 호흡을 통해 산소를 충분히 공급하여 산모의 신체를 이완하고 아기에게도 산소를 충분히 공급해 주는 방법입니다. 이 분만법은 반복해서 훈련해야 하므로 임신 6~7개월부터 연습합니다.

소프롤로지 분만법은 연상 훈련, 산전 체조, 복식 호흡 등을 통해 출산의 고통을 줄이는 분만법입니다. 연상 훈련은 잠들기 직전 상태로 의식을 가라앉혀 분만 시 일어날 상황을 미리 떠올리는 훈련 방법이며, 인도의 요가 동작에서 따온 산전 체조는 명상 상태에서 근육을 마음대로 긴장시키고 이완하도록 도와줍니다. 또한 복식 호흡을 통해 분만 시 태아에게 산소를 충분히 공급하고 자궁의 수축력을 촉진하게 됩니다. 즉, 소프롤로지 분만법은 정신의 평화와 안정, 조화를 추구하면서 이완법과 호흡법으로 아기를 낳는 분만법입니다.

이 밖에 물속에서 분만하는 수중 분만법, 아기가 나올 때 스트레스를 최소한으로 줄여 주는 르봐이예 분만법, 그네처럼 생긴 특수 분만대를 이용해 분만할 수 있는 그네 분만법, 아로마 오일을 이용해 분만 시 통증을 줄여 주는 아로마 분만법, 아기와 산모가 편안한 자세를 취할 수 있는 공 분만법 등이 있습니다.

# 아가야,
# 아빠야

2018년 7월 5일 1판 1쇄 발행
2024년 10월 25일 1판 6쇄 발행

**감　수** 김문영
**지은이** 유지은
**그린이** 김영신(본문) 권보현(표지)
**발행인** 김경석
**펴낸곳** 아이앤북
**편집자** 우안숙 노연교
**디자인** 장지윤
**마케팅** 남상희
**주　소** 서울시 성동구 천호대로 424(용답동)
**연락처** 02-2248-1555
**팩　스** 02-2243-3433
**등　록** 제4-449호

ISBN 979-11-5792-119-5  14590

이 책에 실린 모든 내용, 디자인, 이미지, 편집 구성의 저작권은 아이앤북과 지은이에게 있습니다.
http://blog.naver.com/iandbook  아이앤북은 '나와 책' '아이와 책'이라는 뜻을 가지고 있습니다.